«Wenn mich jemand freundlich fragt: Sind Sie behindert? Dann würde ich ‹Ja› sagen. Die Menschen sollen meine Augen genauer anschauen. Ich gebe gerne zu, dass ich das Down-Syndrom habe. Ich bin einfach so normal. Das merken die anderen Menschen auch. Vielleicht merken sie meine Schwierigkeit im Supermarkt an der Kasse. Ich frage dann, ob sie mir beim Kopfrechnen helfen können. Ob sie mir sagen, wie viel ich von meinem Geld zurückbekomme.»

Verena Elisabeth Turin, geboren 1979 in Tirol, arbeitet in einem Pflegeheim und als Journalistin für den «Ohrenkuss», einem Magazin von Menschen mit Down-Syndrom. Turin ist fasziniert von Mischpulten, macht auch selbst Musik in einer Band, liebt Wasser, Schwimmen, Himbeersaft und Filme von Walt Disney. Negative Gedanken und Diskriminierung hingegen kann sie nicht ausstehen. Verena Turin hat zwei Nichten und wohnt bei ihren Eltern.

Daniela Chmelik, geboren 1980 in Hamburg, studierte Literaturwissenschaften und leitet bei barner 16 (inklusives Netzwerk von Künstlern mit und ohne Handicaps) das Labor für Literarische Experimente. Seit 2008 arbeitet sie als Schreibassistentin und Koordinatorin der Hamburger Redaktion für den «Ohrenkuss».

VERENA ELISABETH TURIN
mit Daniela Chmelik

SUPERHELDIN 21

Mein Leben mit Down-Syndrom

Rowohlt Taschenbuch Verlag

Der Text dieses Buches ist in gesprochener
Alltagssprache verfasst.

Originalausgabe
Veröffentlicht im Rowohlt Taschenbuch Verlag,
Reinbek bei Hamburg, August 2017
Copyright © 2017 by Rowohlt Verlag GmbH, Reinbek bei Hamburg
Umschlaggestaltung yellowfarm gmbh, Stefanie Freischem
Umschlagabbildung cintascotch / Getty Images
Satz Pinkuin Satz und Datentechnik, Berlin
Druck und Bindung CPI books GmbH, Leck, Germany
ISBN 978 3 499 63269 3

Das Buch widme ich
allen, die mich mögen
und die ich mag.

Inhalt

1 ICH

Ich habe das Down-Syndrom. Und ich bin okay damit.

Ab und zu spüre ich, dass ich behindert bin. Weil Mitmenschen mich komisch anschauen. Wenn ich alleine unterwegs bin. Zum Glück schauen nicht alle. Oft denke ich für mich im Stillen: Was wollen die von mir? Wer interessiert sich wirklich für meine Person und wie ich im Herzen bin?

Ich bin 37 Jahre alt, mittelgroß. Meine Haare sind halblang, glatt und braun. Ich leide nicht unter dem Down-Syndrom. Ich bin einfach da im Leben. Es ist schön, zu sein wie ich. Ich bin eine Frau mit einer Lernschwierigkeit und mit einer Brille auf. Ich kann nichts dafür, dass ich das habe. Ich habe es einfach. Außerdem habe ich viele Hobbys: Singen, Tanzen, Briefe, Schreiben, Fernsehen, Einkaufen, Musik, Filme, Harry Potter, Astrid Lindgren, Sailor Moon, Aufklärbücher. Das gefällt mir. Es ist nur blöd, dass ich mich ungesund ernähre. Ab und zu esse ich aber auch Obst, Gemüse und Salat. Und ab und zu bin ich ohne Brille unterwegs.

Mein Ich-Sein zu beschreiben ist schwierig. Ich versuche es mal. Ich bin manchmal alles das: gemütlich, musikalisch, hilfsbereit, nett, empfindlich, traurig, lustig, sympathisch und manchmal auch anstrengend, zornig, blöd und ungerecht. Mein Leben ist vielseitig.

Meine Lieblingsfarben sind türkis, lila, pink, hellblau, hellgrün, rot, weiß und bunt. Andere Farben mag ich auch. Und ich mag sehr gerne Schmetterlinge, wenn sie ihre Flügel ausbreiten und fliegen. Sie haben wunderschöne bunte Farben mit verschiedenen Zeichnungen auf den Armen. Sie fliegen von Blume zu Blume hin und her. Auch die Blumen sind bunt.

Besonders mag ich Musik, Hörspiele und Zeichentrickfilme, Schokolade, Chips, Himbeersaft, Briefe, Schreiben, Cola, Tanzen, Singen.

Ganz besonders mag ich Schokolade, Fanta, Aranciata, Limonade, Eistee mit Pfirsichgeschmack und Cola. Und ich esse gern cremige Nutella aus dem Glas. Nur mit einem Löffel. Heimlich in meinem Zimmer. Auch wenn meine Eltern das wissen. Für mich ist es zu schwierig, das aufzugeben.

Ich mag auch meine Lieblingsband sehr, musikalische Autogramme sammeln, Liebe und Walt-Disney-Filme. Es ist wirklich wunderschön, verliebt zu sein. Hin und wieder sitze ich vor dem Computer von meinem Vater und surfe im Internet. Und schaue mir Schauspieler, Musiker und Stars an.

Was ich nicht mag sind Menschenmassen. Und mich von Kopf bis Fuß anstarren lassen. Rechnen kann ich auch nicht so gut leiden. Rechnungen und Bankgeschäfte sind für mich ziemlich sehr schwierig. Ein paar andere Sachen finde ich auch schwierig. Das Wort schwierig ist nicht leicht. Man kann sich in schwierigen Lagen befinden. Und es gibt sehr komplizierte und schwierige Sätze und Wörter von Politikern und Ärzten.

Ich kann eigentlich fast alles alleine. Zum Beispiel Einkaufen, Tisch decken, Aufbetten, Staubsaugen, Spülmaschine ein- und ausräumen, Fenster putzen, Schreiben, Lesen, Nägel schneiden, Haare waschen, Schwimmen, Rad fahren, Zimmer sauber halten und Blumen gießen. Manchmal mache ich selbst Friseurtermine aus. Abspülen und Abtrocknen tue ich gar nicht gerne. Meine Eltern auch nicht. Ich kann mich selbst duschen, anziehen, föhnen, kämmen, Zähne putzen. Ich kann Musik machen. Und ich kann mir gut Melodien merken.

Was ich ganz besonders gut machen kann, sind Wurstbrote. Die esse ich am liebsten.

Aber ich esse auch gern Wienerschnitzel mit Kartoffelsalat, Milchreis, Lasagne, Schlutzkrapfen, Püree mit Fleischklößchen, Pizza, Schokolade, Cremeschnitten, Erdbeerroulade, Nusstorte mit gezuckertem Rahm, Joghurt, Himbeeren mit Rahm und Mozzarella mit Tomaten.

Manchmal gehe ich Pizza essen mit meinen Freunden. Normal geht so mein Leben voran. Mit Arbeit, Freunden, Liebe, Freizeit, Träumen, Alltag und Reisen.

Wenn ich mich im Spiegel ansehe, dann merke ich, dass ich Down-Syndrom habe. Ich gebe das Down-Syndrom gerne zu. Und ich fühle es auch ganz tief in mir. Wenn Menschen auf der Straße mich anschauen. Ein bisschen anders fühlt es sich an. An den Augen vielleicht. Oder am Herz? Nein, eigentlich fühlt man das Down-Syndrom nicht.

Aber ich habe schlitzartige Augen und eine Brille. Ich bin kurzsichtig. Kurzsichtig zu sein ist nicht so fein. Früher hat man gedacht, dass wir aus dem Land der Mongolei kommen. Das wäre ein interessantes Land für mich.

Mein Leben ist abwechslungsreich, fehlerreich, aufregend, spannend, lehrreich. Hin und wieder mache ich Missverständnisse und gebe das zu. Auch wenn ich das nicht gerne tue.

Ich mag meine Figur. Auch wenn sie dick ist. Ich habe viele Freunde, die das auch haben, das Down-Syndrom zum Beispiel, aber ein paar sind sportlicher und nicht dick. Und ich mag sie. Ich bin immer auf der Suche nach neuen Freunden. Ich habe auch einen Freund. Der darf mit verschiedenen Leuten flirten. Er soll seine Freiheit bekommen. Aber er soll zu mir zurückkommen. Ich lächle mein Spiegelbild an. Hin und wieder bin ich so stark, dass ich ohne Brille hinaus in die Welt gehe. Ich möchte, dass die Menschen gleich sehen, dass ich Down-Syndrom habe. Ich will mein Gesicht und meine Augen allen zeigen. Auch wenn ich denke, dass die Menschen mich neugierig, abweisend, nett, sympathisch finden werden.

Manchmal ist mein Leben mit Down-Syndrom schön. Aber manchmal ist es auch nicht einfach. Ich erlebe auch Beleidigungen von anderen Menschen. Ich merke, dass Mitmenschen mir nachschauen. Fein ist das nicht. Meistens sind kleine Kinder neugierig. Daran bin ich schon gewöhnt. Ich versuche mit ihnen zu reden. Gleichzeitig schaue ich die Eltern an. Oder ich schaue geradeaus. Ich habe Gefühle wie andere Menschen auch.

Wenn mich jemand freundlich fragt: Sind Sie behindert? Dann würde ich «Ja» sagen. Die Menschen sollen meine Augen genauer anschauen. Ich gebe gerne zu, dass ich das Down-Syndrom habe. Ich bin einfach so normal. Das merken die anderen Menschen auch. Vielleicht merken sie meine Schwierigkeit im Supermarkt an der Kasse. Ich frage dann, ob sie mir beim Kopfrechnen helfen können. Ob sie mir sagen, wie viel ich von meinem Geld zurückbekomme.

Ein Leben ohne Brille wäre prima. Ich würde gern die kleinsten Wörter und all die Sätze normal lesen und sehen. Manchmal möchte ich meine Lernschwierigkeit in den Müll schmeißen. Aber ich weiß, ich bin einfach so. Mit einem Down-Syndrom, das ich nicht ändern kann, und mit einer

Brille. Fehler sind ja auch normal. Jeder Mensch fühlt sich in seiner Haut anders an. Ich fühle mich anders an und normal.

Alle Leser sind bestimmt sehr wundrig auf mein Privatleben. Ich gebe zu, dass ich einen Freund habe. Der ist fünf Jahre jünger als ich. Einen Freund zu haben ist wunderschön. Aber einige Dinge wie körperliche Liebe und Küssen möchte ich wirklich nicht genauer erzählen. Sonst bekomme ich mit meinem Freund vielleicht Meinungsverschiedenheiten und Probleme. Ich muss nur sagen, mein Freund hat mich früher zum Küssen verführt. Und die Anmache von anderen Jungs wird bei mir niemals funktionieren.

Was ich anschließend nicht gerne schreiben möchte: Sexualität im Schlafzimmer. Küssen, Streicheln, Küssen. Das geht euch leider nichts an. Weitere Sachen, die ich nicht schreiben möchte: Diät und Periode, Straßenschlachten und Sachen mit gefährlichen Menschenmassen, was man manchmal in der «Tagesschau» sieht, Kriege und schwierige Politik, besoffene Menschen.

2 LEBEN

Ich bin behindert seit der Geburt. Ich wurde sechs Wochen zu früh geboren. Die Ärzte haben mich mit einem Kaiserschnitt herausgeholt. Und danach haben sie mich gewogen. Ich wog nur 1,3 kg. Später untersuchten sie mich. Und dann legten die Ärzte mich in einen warmen Brutkasten in der Klinik Innsbruck. Ich war sehr viel mit Schläuchen umgeben.

Später habe ich von meiner Mutter erfahren, dass ich mit offenen Händen auf die Welt gekommen bin. Ich habe keine Fäuste mit den Händen gemacht. Meine Mutter hat mir auch erzählt, dass der Frauenarzt im Ultraschallmonitor meinte, ich sollte ein Bub werden. Meine Eltern hätten mich dann Tobias genannt. Weil der Nachbarshund Tobias heißt. Aber dann haben sie das doch bleiben lassen. Als sie erfahren haben, dass ich ein Mädchen geworden bin, haben sie mich Verena Elisabeth genannt. Das hat den Eltern auch gefallen.

Das Down-Syndrom hat der Doktor Down bei uns entdeckt. Ich leide nicht daran. Das muss ich oft sagen. Für mich ist Down-Syndrom keine Schwierigkeit. Ich habe es einfach. Und das tut auch nicht weh.

Das Reden habe ich bei der Logopädie gelernt, bis ich vier Jahre war. Zum Beispiel musste ich Blasübungen und Zungenübungen machen. Ich sollte immer die Zunge herausstrecken. Und Laute machen und wie Tiere reden. Ich sollte auch Bilder anschauen und zeigen und sagen. Aber ich hatte andere Worte, wie ich klein war: O für Oma und Bo für Brot, mam und nam für essen, wuwu für Hund, umm für Auto und bam für alles.

Meine Kindergartentasche war rosaweiß mit kleinen Bärchen in pink und blau. Dort hat meine Mutter immer die Jause hineingetan. Im Kindergarten waren viele Kinder zu sehen. Und ich habe verschiedene Tanten bekommen. Ich habe sehr gern im Garten im Sand gespielt. Oder ich bin geschaukelt oder gerutscht. Der Kindergarten hat Löwenegg geheißen. Wir haben viel gespielt, gesungen, getanzt, gebastelt. Auf einem Foto habe ich gesehen, dass ich im Sandkasten zwei herunterhängende Zöpfe getragen habe.

Wie ich größer und älter wurde, habe ich von meiner Schwester erfahren, dass wir Menschen mit Down-Syndrom eine besondere Linie in den Handflächen haben. Das finde ich wirklich toll. Auch wie ich aussehe finde ich mit Down-Syndrom super.

Mit sechs Jahren bin ich in die Grundschule in meiner Stadt gekommen. Auf einem Foto habe ich gesehen, dass ich eine bunte Schultüte hatte. Und einen pinkweißen Schulranzen. Mit den Fingern habe ich meine sechs Jahre hergezeigt. Die Direktorin hat mich in den normalen Schulbetrieb aufgenommen. Und das ohne Gewalt und Richter. Natürlich finden meine Eltern sehr gut, dass ich in die normale Schule gekommen bin. Sie haben mich gefördert, aufgemuntert, gut erzogen, selbstständig gemacht. In der Früh bin ich mit der Direktorin zur Schule gegangen. In der Schule gab es viele Mitschüler. Und ich hatte viele Fächer. Besonders mochte ich Naturkunde, Singen, Turnen, Schwimmen, Deutsch, Italienisch, Religion. Die meiste Zeit war ich mit meinen Mitschülern in der Schulklasse. Die Mitschüler waren sehr nett. Sie waren nicht behindert. Und die Lehrpersonen waren auch alle nett mit mir. Niemand hat mich geärgert oder geneckt.

Mein Pult war vor dem Lehrertisch. An meinem Pult haben immer verschiedene Stützlehrer und Stützlehrerinnen gesessen. Wenn ich den Unterrichtsstoff nicht richtig verstanden habe, bin ich mit ihnen in ein kleines Schulzimmer gegangen. Dort haben die Stützlehrer mir den Unterrichtsstoff sehr bildlich, viel leichter, verständlicher und buntlicher erklärt. Und genauer gesagt, wie ich meine Hausaufgaben verstehen muss. So bin ich meinen Mitschülern voraus gekommen.

Mein Lieblingsfach war Naturkunde. Und Turnen. Und Singen. Und Aufsätze schreiben. Meine Mitschüler wollten immer sehr gerne Schulferien haben. Nur ich nicht. Ich bin sehr gern in die Schule gegangen.

Auch die Psychologen haben mich in der Schulzeit begleitet. Sie haben mich getestet und mit mir gespielt. Damit ich bei den Übergängen der Klassenversetzungen weiterkomme.

Einmal hat mir einer ein Geburtstagsständchen auf seiner Querflöte gespielt. Und meine italienische Lehrerin hat mir im Dunkeln eine Überraschungstorte mit leuchtenden, unlöschbaren, verzauberten Kerzen überreicht. Ich sollte dann die verzauberten Kerzen ausblasen. Aber die Flammen wollten nicht ausgehen. Nur mit Wasser ist es uns dann gelungen. Alle Mitschüler und die Lehrerin haben auf Italienisch «Alles Gute zum Geburtstag» vorgesungen. Und dann haben wir den Walt-Disney-Film «Die Schöne und das Biest» auf Italienisch angeschaut. Die Lehrerin hat den Film immer wieder gestoppt. Und verschiedene Sachen erklärt. Das hat mich genervt. Ich wollte den Film ohne Pausen anschauen. Das hat mir am besten gefallen.

In dieser Zeit habe ich auch die Liebe mit elf Jahren entdeckt. Das war aufregend in der Schulpause. Da hatte ich mir vor meinem Klassenzimmer auf einem Bänkchen die Hausschuhe angezogen. Wie ich wieder aufgestanden bin, sehe ich einen sehr netten Jungen vor mir. Und habe mich in ihn verliebt. Danach habe ich von ihm einen Mundkuss bekommen. Genau in dieser Zeit ungefähr habe ich auch meine Tage bekommen.

Das Leben in der Schule hat mir sehr gut gefallen. Ich kann mich noch erinnern, wie schön es war beim Völkerball im Turnen. Da war ich immer die Letzte, die abgeschossen wurde vom Ball. Man hat mich nicht erwischt.

Bei der Abschlussprüfung sollte ich mit meinem Körper eine Brücke machen und mit dem Reifen Hula-Hoop tanzen. Ich habe getanzt. Meine Lehrer wollten mich stoppen. Weil ich schon bestanden hatte. Aber ich habe weitergetanzt.

Vor der italienischen Lehrerin sollte ich eine italienische Bildgeschichte erzählen. Das war nicht leicht für mich.

In Naturkunde habe ich mich freiwillig prüfen lassen. Dort habe ich erzählt, wie das Leben von Regenwurm und Schmetterlingen geht.

Meine zweite Schulzeit war ich in der großen Stadt, in Brixen. Da habe ich in einem Wohnheim gelebt. Nur am Wochenende bin ich mit dem Zug nach Hause gefahren. Diese Schule hat früher Berufsfindung geheißen. Meine Mitschüler waren ungefähr wie ich. Es waren viele Jungen und Frauen dabei. In diese Schule sind wir vier Jahre lang gegangen. Wir hatten sehr nette Lehrpersonen. Und auch viele verschiedene Fächer. Zum Beispiel Deutsch, Italienisch, Rechnen, Computer, Naturkunde, Erdkunde, Politik. Ich habe sehr gerne Hausaufgaben gemacht. In dem Fach Politik sollten wir regelmäßig die «Tagesschau» als Aufgabe ansehen.

Beim Rechnen bin ich nicht so gut. Aber mit den Aufsätzen bin ich sehr gut beim Schreiben. Ab und zu war ich vor den Mitschülern weit voraus.

Manchmal haben wir auch Pausen gebraucht von dem vielen Lernen. Hin und wieder waren wir auf Ausflügen. Zum Beispiel bei der Bäckerei, um Brote zu verkosten. Oder bei der Feuerwehr oder beim Milchhof. Mir hat die Bäckerei am besten gefallen. Und wie wir einmal mit der Klasse ins Hallenbad gegangen sind, das fand ich wirklich super. Ich liebe besonders auch Wasser zum Schwimmen. Ich gehe immer oft ins Schwimmbad. Mir macht das Schwimmen großen Spaß.

Mittwochs haben wir in der Schule immer zusammen unser Mittagessen gekocht. In dieser Zeit habe ich eine Freundin gefunden. Sie war eine größere Schülerin von einer anderen Klasse. Die mochte ich sehr.

Ich war auch in einer Theatergruppe. Wir haben viel geprobt und gespielt. Unsere Theaterleiterin war sehr nett. Es war nicht leicht, nicht zu lachen. Zum Beispiel wenn man sich auf der Bühne ernst gegenseitig in die Augen schauen muss. Manchmal war die Leiterin auch streng. Aber das musste sein. Einmal war ich in einer Rolle eine Jugendliche, die ausgeschlossen wurde. Leider weiß ich nicht mehr, wie das Stück heißt. Aber ich kann mich noch erinnern, dass meine Theaterkollegen ihre Köpfe zusammengesteckt hatten wie eine gemeinsame Jugendgruppe. Sie wollten nicht, dass ich was mitkriegte. Als hätten sie etwas mit mir geplant. Ich habe mir dann selbst ein Bein gestellt. Damit ich mich ausgeschlossen auf dem Bühnenboden fühlte. Wie ich auf dem Bühnenboden lag, dann sind die anderen geschlossen zu mir gekommen. Um mich auszulachen. Und sie haben gleichzeitig mir den Zeigefinger hergezeigt. Dabei fühlte ich mich gegenüber vor ihnen hilflos, einsam, verlassen, sehr traurig, verletzt.

Ein anderes Theaterstück hat «Der rote Strumpf» geheißen. Bei dem Theaterstück hatte ich die Hauptrolle. Ich hatte den roten Strumpf an. Ich sollte mich auf einen Stuhl setzen und einen Socken stricken. Ich war eine alte Frau. Natürlich musste ich ein Kopftuch und eine Brille tragen. Bei der Erstaufführung war ich erst recht sehr aufgeregt. Zum Schluss haben wir sehr viel Applaus bekommen. Dieses Theaterstück war auch ein Erfolg.

Ich bin sehr gerne in die Schule in Brixen gegangen. Es war sehr fein in der Klasse und im Wohnheim. Und die meisten Mitschüler waren mit mir nett.

Aber einmal in der Schulpause habe ich eine andere Mitschülerin vor drei Jugendlichen verteidigt. Die Jungen haben sie geärgert. Weil sie ein bisschen rundlich war. Ich war sehr zornig auf die drei Jungen. Als ich gemerkt habe, dass sie geweint hat, bin ich dann zwischen sie gegangen. Und ich habe den Schülern gegenüber gestanden und sie angeschrien:

– Was wollt ihr von ihr?
– Tratzen. Was sonst.
– Das dürft ihr nicht tun.
– Wieso nicht? Sie ist dick.

Das ist mir wirklich ganz gleich. Und das ist unfair: drei gegen einen zu sein!

In dieser Zeit habe ich meine Kampfstellung eingenommen. Und dann habe ich den Jungen zugeschrien:

– Haut bloß ab!

Seitdem sind wir Freundinnen geworden. Und ich bin bei dem Mädchen geblieben bis zum Ende der Schulpause.

Manchmal haben wir für drei Wochen Praktikum gemacht. Meine Stellen waren: Lebensmittelgeschäft, Gärtnerei, Altenheim, Bibliothek, Gemeindebüro, Schulsekretariat. Beim soziosanitären Bürgerschalter habe ich Broschüren kopieren müssen, falten, sortieren, im Computer Daten eintragen, Gesuche stempeln, in die Postablage geben, protokollieren und sogar einmal eine Mail an den Chef schreiben.

Im Elektrizitätswerk von der Gemeinde sollte ich Post holen, Unterschriften vom Bürgermeister geben lassen und Akten vernichten.

Für die Schule sollten wir in dieser Zeit die Arbeiten von unseren Praktikumsstellen aufschreiben. Und wir hatten immer nur einen Tag Unterricht in einer kleineren Klasse.

Wie ich früher volljährig geworden bin, das war wirklich ein Ding. Ich war ganz schön aufgeregt. Von überall sind meine Verwandten gekommen zu meiner Feier. Wahrscheinlich hat es hausgemachte Schlutzkrapfen von meinem Vater gegeben. Und danach Sahneroulade von meiner Tante. Meine Verwandten haben sich gut und lustig unterhalten. Zur Überraschung haben meine Eltern ein sehr großes Geschenk gebracht, das eher schwer und mittellang war. Alle waren sehr neugierig. Und umringten mich und mein Geschenk. Mit einem Taschenmesser habe ich es geöffnet. Es war ein Keyboard darin. Alle waren erstaunt. Als wir wieder am Tisch waren, erhob sich mein Vater und hielt eine Rede vor mir. Ich hörte von ihm, dass ich volljährig geworden bin. Und dass es Zeit geworden ist, einen eigenen Haustürschlüssel zu bekommen. Vor all den Gästen hat mein Vater sich geräuspert und mit der Rede angefangen: «Liebe Verena. Nun bist du 18 Jahre alt. Und kannst kommen und gehen, wann du möchtest. Es ist die Zeit gekommen, dir einen eigenen Haustürschlüssel zu geben. Dass du die Verantwortung auf deinen eigenen Schlüssel hast.» Wie er das gesagt hat, hat er mir den Schlüssel auch gleich überreicht. Insgesamt habe ich diese Rede sehr schön gefunden.

Andere Geschenke habe ich auch noch bekommen. Aber leider weiß ich die nicht mehr auswendig.

Viel später habe ich in der Bibliothek gearbeitet. Dort sollte ich Bücher versichern, Bücher stempeln, Kassetten anhören und prüfen, ob sie nicht kaputt sind. Bücher von den Regalen mit einem geeigneten Putzmittel putzen. Faltblätter für Lesungen falten und in die Briefkuverts legen und verschicken. Ich sollte auch all die neuen Bücher aus den Kartons nehmen und nach Farben, Bereichen und alphabetisch sortieren. Dann werden all die Bücher mit einer Glasschichtfolie durchsichtig eingebunden. Anschließend bekommen sie die Ausleihfrischzettel mit zwei Stempeln hinein. Die Bücher müssen nach Buchstaben, Nummern, Farben in den Regalen eingeordnet stehen. Wenn die neuen Bücher ausgeliehen werden, bekommen sie in der Hälfte des Buches ein Lesezeichen und einen grünen Versicherungsstreifen hinein. Diese Bücher werden von einem lesenden Versicherungsgerät eingemerkt für die Bibliothek. Das Team von der Bibliothek muss ganz sicher sein, dass die Bücher, Zeitungen, Filme, Kassetten wirklich zurückkommen. Sonst müsst ihr entweder Strafe zahlen oder neu ersetzen. Die Kunden müssen die Bücher, Kassetten, Filme, Zeitungen pünktlich zurückbringen. Ihr könnt aber auch vorher am Telefon eure Sachen verlängern lassen.

Am liebsten bin ich immer in der Bibliothek. Weil ich Bücher sehr interessant finde. Ich finde die Bücher sehr abwechslungsreich, die Buchfarben und Titel sehr spannend, verschiedene Schriftarten toll. Der Einband der Bücher ist aufregend und recht nett. Ich mag sehr gerne Bilder in den Büchern. Obwohl ich selten Bücher lese. Wenn ich mal Bücher lese, dann Sailor-Moon-Comics, Harry Potter, Walt Disney, Medizinbücher, Vampirbücher, Aufklärungsbücher, Bücher über Mädchen und Musik und Märchen. Meine Eltern mögen und lesen sehr gerne viele Bücher, und zwar in verschiedenen Größen. Ich gehe sehr gerne in den Buchladen und in die Bibliothek hinein, um Bücher und Kassetten, Musik und Filme auszuleihen. Ich finde Bücher allgemein phantasievoll, spannend, bunt, unheimlich, gruselig, nicht so nett, liebevoll, lehrreich, romantisch, angenehm für mich.

Und ich finde es auch super, dass so viele Schriftsteller Bücher schreiben. Und ich will das ihnen gerne nachmachen. Ich wollte schon früher eine Schriftstellerin und Buchautorin werden. Das ist auch mein Traumberuf.

3 FAMILIE

Meine Mutter war früher eine Lehrerin an den verschiedenen Orten der Schulen. Sie hat viele Menschenkinder unterrichtet. Das war bestimmt nicht einfach. Aber zum Glück war sie eine gute Lehrerin und hat mit mir zu Hause sehr oft Hausaufgaben gemacht. Ich glaube, es hat ihr gefallen. Später war sie auch als Sekretärin an einer Schule tätig. Noch später hat sie meine Schwester und danach mich bekommen. Aus diesem Grund hat sie beruflich dann gekündigt. Vorher waren ihre Haare dunkelbraun und jetzt wird sie langsam grau. Leider hat meine Mutter Höhenangst.

Sie hat jeden Tag viel zu tun. Alles einkaufen, putzen, kochen, staubsaugen, Betten aufbetten. Um das alles zu schaffen, muss man sehr vielseitig sein und schnell denken. Für meine Mutter geht diese Arbeit nicht zu Ende. Ich kann verstehen, wenn sie müde ist. Wenn ich meine Mutter wäre, dann hätte ich die vielen Arbeiten und Pflichten. So könnte ich ihre Gefühle verstehen und nachempfinden. Aber wirklich weiß ich nicht, wie die Sicht von meiner Mutter ist. Ich kann das nicht so einfach beschreiben. Meine Mutter kennt mich mehr als ich sie.

Hin und wieder kommt auch eine Bekannte und putzt die Zimmer und das Büro sehr sauber. Manchmal stellt sie unsere Sachen woanders hin. Und wir müssen suchen. Wir lachen dann und sagen: Sie ist eine sehr gründliche Frau.

Wenn ich mein Leben mit meinem Vater tausche, wäre das für mich sehr kompliziert. Ich müsste in einem Ingenieurbüro arbeiten, planen, immer zu Baustellen fahren und ein Messband in der Hand halten. Ich muss wissen, wie man eine Straße genauer macht, wie viele Eisenrohre man braucht. Nein, ich werde nicht in seine beruflichen Fußstapfen treten. Das ist zu schwierig. Sein Beruf ist für mich zu rechnerisch. Und meine Augen würden vor dem Computer immer müde werden.

Früher war mein Vater ein Bademeister. Das könnte mir mehr gefallen für die Fußstapfen. Später hat er die Geometer-Schule besucht. Und danach die Uni in Innsbruck. Viel später ist er ein fertiger Ingenieur geworden. Im Fernsehen schaut er sehr gerne Skifahren, Fußball und einen guten Film. Beide Eltern lieben das Buchlesen, das viele Reisen mit dem Auto und die Natur. Im Winter macht mein Vater gern Skitouren. Wenn es Sommer ist, geht er auch gerne auf die Berge.

Es ist sehr nett, dass mein Vater meine Bankgeschäfte macht. Krawatten mag er keine tragen. Und den Abschiedsgruß «Tschüß» mag er auch nicht hören. Wir sagen «Pfiati!»

Ich habe auch zwei Opas, die schon zu Engeln geworden sind. Den ersten Opa habe ich niemals kennengelernt. Er ist erst gestorben. Und dann bin ich geboren. Aber ich habe ihn auf vielen Fotos gesehen. Er scheint groß zu sein und musikalisch. Am Abend ging er gern Karten spielen. Früher war er wie mein Vater auch ein Bauingenieur. Zu Mittag machte er immer ein Schläfchen. In der Weihnachtszeit spielte er ab und zu Klavier. Einmal hat er sogar mit seiner Frau getanzt. Das habe ich auf einem Foto gesehen. Aber in echt habe ich ihn nie gesehen.

Seine Frau, meine Oma, war früher sehr jung. Sie hat ihren Garten sehr gern und immer schön. Manchmal hat sie damals Holz gehackt und aufgestapelt. Ab und zu habe ich Fangen mit ihr gespielt. In dieser Zeit hat meine Oma noch gehen können. Sie ist auch oft mit dem Rad gefahren. Hin und wieder war sie mit mir schwimmen. Und ich habe sie am Rücken eingecremt. In der Weihnachtszeit hat meine Oma immer sehr viele Kekse gebacken und Punsch gemacht. Später sind ihr Körper und ihre Muskeln schwächer geworden. Dann ist sie in ihrem Bad und im Wohnzimmer gefallen. Und jetzt ist sie leider auf den Rollstuhl und Gehwagen angewiesen. Weil sie so leicht fallbar ist. Sie hat sehr große und viele Kinder. Ihre Kinder kümmern sich abwechselnd um sie. Und auch eine abwechselnde Pflegerin. Aber mit ihrem Geist ist sie noch richtig fit. Sie liest sehr viel Zeitungen, Bücher, Rätselhefte. Und im Fernsehen schaut sie besonders Sport und Nachrichten. Auf dem Balkon hat sie ein Heimrad, wo sie 30 Minuten radelt.

Als meine Oma noch laufen konnte und wir Fangen gespielt haben, waren wir immer gerne im Garten. Manchmal habe ich dort mit meiner Schwester und ein paar Cousinen auch Zirkus vorgespielt. Und all die Verwandten haben dann zugeschaut und Applaus gegeben. Ich musste als Löwe von Stuhl zu Stuhl hinübersteigen. Anschließend haben wir auch geschaukelt oder im Sandkasten gespielt. Viel später machten wir mit einem weißen wackeligen Gummiband um die Fußgelenke das Hüpfspiel, zwischen den Bändern Mitte, links, Mitte, rechts herum und zurück. Mit meinen Eltern spielte ich Tischtennis und Federball im Garten. Mein Vater hat mir dort auch das Radfahren gelernt. Und Schlittschuhlaufen und

Skifahren und Füße-Kneipen im kalten Wasser sind wir gern gegangen.

Mit meinem zweiten Opa habe ich auch viel erlebt. Er hat mir «Rotkäppchen» vorgelesen. Und er wollte mir beibringen, wie ich eine Kerze anzünde. Dabei habe ich mir aber den Finger verbrannt. Der Opa hat mir Vieles erzählt und erklärt. Ich war sehr anhänglich an ihn. Und ich habe gerne seine Hände gestreichelt. Weil sie so schön und groß und lieb waren. Er war sehr gut zu mir. Zu seinen anderen Enkelkindern und eigenen großen Kindern und Urenkeln war er auch sehr gut. Als der Opa gestorben ist, war ich traurig. Und ich bin immer noch traurig. Aber der Opa hat eine sympathische Frau, die schon 95 Jahre lebt. Mit ihr kuschele ich auch gern.

Diese Oma hatte früher einen strengen Vater. Ihr Vater war ein Pferdehufschmied. Sie war das letzte Kind von ihm. Sie ging in eine Klosterschule. Und dann hat sie versucht, im Dorf die Kirchenglocken zu läuten. Ihre Familie besaß eine Wirtschaft. Als junge Frau hat sie die Gäste bedient. Ein paar Gäste haben sie ein bisschen geneckt. Das war noch in der Kriegszeit. Das hat sie mir erzählt. Später hat sie einen Mann kennengelernt. Sie bekam sechs Kinder. Danach bekamen ihre großen Töchter Enkelkinder. Und viel später bekam sie sehr viele Urenkelkinder. Meine Oma liebt das Gärtnern und die vielen bunten Blumen in ihrem großen Garten. Einmal ist sie ins Gemüsebeet hineingefallen. Und einmal im Haus die Treppe hinuntergepurzelt. Sie liebt alle Verwandten, Urenkelkinder, Enkelkinder, Babys. Und alle lieben sie.

Einmal habe ich einen Brief geschrieben an den Opa im Himmel:

Du hast meine Oma geheiratet. Und das freut mich sehr. Wenn du wüsstest, dass ich deine Frau in meiner Freizeit mit Kartenspielen und Klaviermusizieren besuche. Ab und zu schaue ich auch Fotos an, wo du drauf bist. Es ist sehr schade, dass du nicht mehr da bist. Ich hätte dich auch oft besucht und dich kennengelernt. Ich hätte dir auf dem Klavier etwas vorgespielt. Ich hätte auf der Couch neben dir gesessen und hätte dir zugehört, wenn du mir etwas erklärst und erzählst. Du wärst in dieser Zeit viermal Uropa geworden. Manchmal denke ich noch an dich, weil ich dich sehr mag.

Trauer und Abschiede mag ich gar nicht gern. Manchmal habe ich schon Abschiede nehmen müssen. Zum Beispiel als der zweite Opa für immer in den Himmel kam. Da habe ich im Stillen laut geweint. Ich bin auch immer sehr, sehr, sehr traurig, wenn ich mich von meinem Freund verabschieden muss. Wenn ich bei ihm zu Hause in der anderen Stadt Zeit verbracht habe. Zum Abschied gebe ich ihm einige Küsse und Umarmungen. Und dann soll ich den Bus nehmen. Wenn ich meinen Freund ganz stark vermisse, dann spüre ich viele Tränen über mein Gesicht laufen.

Leben und Tod ist ganz normal. Für uns Menschen und Tiere. Ich finde das Leben schöner. Die Geburt von einem Baby beginnt im Bauch der Frau. Und danach erblickt das Baby im Leben das Krankenhaus. Meine erste Begegnung mit dem Tod war gar nicht fein. Das war im Altersheim. Als ich dort gerade Praktikum gemacht habe. Zwei alte Menschen waren gestorben. Und die Chefin hat sie mir in der Kapelle gezeigt. Dann hat sie mich allein gelassen. Ganz leise bin ich den Verstorbenen näher gekommen. Sie waren sehr kalt, weil ich sie vorsichtig berührt habe. Ohne warum zu wissen, habe ich geweint. Inzwischen habe ich keine Angst mehr. Aber als ich meinen letzten Opa verloren habe, war das mein allerschlimmster Schmerz.

Ich bin sehr gerne im Spital. Ich finde den Arzt-Beruf sehr interessant und mit viel Abwechslung. Die ärztlichen Geräte sind für mich faszinierend. Ich bin sehr dankbar dafür, dass sie vielen Menschen das Leben retten. Und ich würde mich riesig freuen, wenn ich den Kinderfacharzt einmal wiedersehe, der mich als Baby umhergetragen hat. Ich hoffe, er erkennt mich noch, wenn er mich sehen könnte.

Als ich ein neues Baby war, hat meine Mutter den Arzt gefragt: Wie ich groß werde mit dem Down-Syndrom. Der Arzt hat gesagt, er weiß das nicht. Jeder Mensch ist verschieden. Das Kind kann lernen.

Das hat meine Mutter mir erzählt.

Im Jahr 2000 hat meine Schwester mit dickem Bauch ihre ersten Wehen bekommen. Auf schnellstem Weg sind sie ins Spital gefahren. Am selben Tag war ich auch da. Ich hatte eine Mandeloperationsstunde. Und in dieser Zeit hat meine Schwester eine kleine Tochter mit dem Namen Laura auf die Welt gebracht. Am nächsten Morgen weckte mich meine Mutter und sagte mir, dass ich Tante von einer Nichte geworden bin. Ich habe den Doktor gefragt, ob ich zu meiner Schwester und dem Baby darf. Der Doktor hat «Ja» gesagt. Weil ich Tante geworden bin. Durch die Krankenschwester hat der Doktor auch erfahren, dass wir von Weitem Besuche erhalten. Ich war noch schwach auf den Beinen. Aber ich habe eine besondere Medizin bekommen und durfte gehen. Das Baby war sehr süß.

Als meine Schwester und ich wieder daheim waren, kamen all die Verwandten aus dem ganzen Tirol. Und vom oberen Stock hinunter auch. Das Baby wurde hin- und hergehoben, bestaunt, angelacht und beruhigt, wenn es geweint hat. Es gibt viele Gruppen und Zweier- und Dreierfotos. Die kleine Laura hat auf vielen Knien gesessen als Baby. Später wurde sie ein Mädchen. Sie hat mit Puppen und Playmobil, Seidentüchern, Holzklötzchen und mit Oma Zoo gespielt. Beim Puppenspielen hat sie gern unter dem Tisch gesessen. In dieser Zeit hatte Laura sehr hellblonde Engelshaare mit Locken. Opa wollte ihr das Sprechen beibringen. Später hat sie den Tiroler Dialekt probiert und dem Kellner immer Würstlipizza hinterhergerufen. Meine Nichte bringt alle zum Lachen und hält mich im Trab. Wenn sie zu Besuch war, habe ich auch mit ihr gespielt. Zum Beispiel ein Buch vorgelesen. Und die kleine Laura war auf meinem Schoß und hat zugehört. Später hat sie Laufen gelernt. Noch später hat sie die Marillenknödel von Uroma gegessen. Und viel Rahm, Milchreis, Omelettes und Bechamel. Sie ist größer geworden und hat im Garten geschaukelt und auch Radfahren gelernt. Im Winter haben wir eine Schneemannfamilie gebaut. Und im Sommer hat sie der Oma beim Blumengießen geholfen und im Bad beim Schminken zugeschaut. Anschließend hat sie sich selbst geschminkt. Noch später hat sie lange glatte Haare bekommen. Und abstehende oder herunterhängende Zöpfe. Wie sie größer war, hat sie mit den Barbiepuppen Friseurin und Schuhverkäuferin gespielt. Das weiß ich noch. Das war sehr lustig.

Das weiß ich auch noch: Wie meine Schwester dick schwanger war, hat ihr Freund mit ihr Tischtennis gespielt. Damit die Geburt und das lange Warten schneller geht.

Im Jahr 2004 wurde meine zweite Nichte geboren. Das war auch im Sommer. Wir haben es gegen Abend am Telefon erfahren. Das war sehr aufregend. Leider ist dabei unser Essen kalt geworden. Als wir die Nachricht erhalten haben, sind wir in den oberen Stock hinaufgegangen und haben es der Uroma weitergesagt und den anderen Verwandten. Deswegen ist unser Essen kalt geworden.

Die Eltern haben dem neuen Baby den Namen Lia gegeben. Das war auch ein süßes Baby. Die Laura hat den Namen mit ausgesucht. Aber als meine Schwester gestillt hat, war Laura eifersüchtig und hat das Stillkissen weggenommen. Lia ist natürlich auch größer geworden. Sie hat Laufen gelernt. Und ihre Schwester hat mit ihr Fangen gespielt. Manchmal haben die beiden gestritten. Hin und wieder sind sie ziemlich sehr laut geworden. Ich habe zugeschaut, wie sie auf dem Sofa herumgeturnt sind. Als sie größer waren, haben sie mit mir Filme auf DVD angeschaut. Oder wir sind in die Stadt zum Krampusumzug gegangen.

Jetzt ist meine erste Nichte sehr groß. Sie färbt sich ihre Haare bunt. Was sie ganz gut kann, ist Fingernägel streichen und Gesichter aus dem Computer abzeichnen.

Meine kleinere Nichte ist auch einen Kopf größer als ich. Ihre Haare sind hellbraun. Sie ist sehr vielseitig und geht auch viel mit ihren Freundinnen aus.

Manchmal sagen meine zwei Nichten, dass ich eine coole Socke bin. Das Wort cool heißt eigentlich kühl. Ich verstehe das nicht. Soll ich eine kühle Socke sein? Soll ich kühle Socken anziehen? Dann bekomme ich doch kühle Füße. Und das mag ich nicht. Ich mag bunte Socken. Man kann viele Sachen cool finden. Ich finde verschiedene Kleider cool: löchrige Hosen, spitzige Unterwäsche, Pullis und Schuhe, die sehr auffällig sind. Das ist vielleicht cool. Wenn Wind geht, habe ich das Gesicht und die Hände kühl. Für mich ist das gar nicht fein. Aber meine neue rosabraune Brille finde ich super. Mal überlegen. Was finde ich noch cool? Zum Beispiel gefärbte Haare in bunt, mal grün, mal blau, pink. Und weit ausgeschnittene Blusen, Pullis und sehr bunt geblümte Hosen. Meine Nichten haben das. Die sind cool.

Ich bin immer stolz auf meine großen Nichten.

Früher als Mädchen waren sie auch schon sehr nett.

Die Mutter von meinen Nichten ist meine Schwester. Sie heißt Claudia. Sie ist mittelgroß und schlank. Ihre Haare sind dunkelblond, und im Alter wird sie ein bisschen dunkelbraun. Sie ist immer zwei Jahre älter und größer als ich. Weil sie früher geboren wurde. Ich mag ihr Gesicht, ihre Kleider, ihren Schmuck, ihre Schminke, ihre Taille und sie selber sehr gern. Sie trägt hübsche schwarze und bunte Kleider und Stöckelschuhe. Mit meinen Nichten wohnt sie in Bruneck. Man muss mit dem Auto schon weit fahren. Sie hat eine tolle Arbeitsstelle. Und zwar in der Schule. Da nimmt sie die schwierigen und migranten Schüler aus der Klasse. Und bringt ihnen in einem Nebenraum die deutsche Sprache bei. Das tut sie gerne. Anschließend ist sie sehr sportlich und geht ins Fitnessstudio. Am liebsten isst meine Schwester viel Gemüse, Obst, Fleisch und andere Speisen.

Früher habe ich mit meiner Schwester im winterlichen Garten im Schnee herumgetobt. Und einmal ist meine Schwester mit einem sehr festen elastischen Seil von einem 40 Meter hohen Turm gesprungen. Das war eine Mutprobe für sie.

Hin und wieder gibt es in den Familien Situationen und Arten. Und ich denke, wie man mit diesen Situationen zurechtkommen und klarkommen kann. Manchmal sind Situationen zu den Eltern zum Beispiel unangenehm. Das muss man dann gemeinsam lösen. Es hilft uns nicht, wenn wir aus Zorn fliehen. Weil es solche Situationen gibt. Es geht um uns selbst und um die Menschen. Man sollte die Meinungsverschiedenheiten von den anderen viel besser verstehen lernen. Und nachfragen, wie sie das genauer gemeint haben. Dass sie das bitte erklären. Dann wissen wir, warum sie sich so verhalten haben.

Manchmal ziehe ich mich auch in mein Zimmer zurück. Wenn ich wirklich allein sein möchte. Oder wenn ich ganz starkes Bauchweh und Sehnsucht nach meinem Freund habe. Dann weine ich manchmal auf meinem Bett. Manchmal ist es auch so, dass ich mich blöd benommen habe vor meinen Eltern. Dann gehe ich in mein Zimmer und muss über mein Verhalten nachdenken. Wieso ich das gesagt oder getan habe. Anschließend höre ich in meinem Zimmer sehr gerne Musik und Märchenkassetten. Ab und zu singe und tanze ich laut mit.

Ich finde meine Eltern allgemein sehr gut, wie sie mich mühevoll und vernünftig erzogen haben. Manchmal ist es auch anstrengend. Ab und zu bedanke ich mich. Manchmal kommt es mir vor, ich sollte mehr im Haushalt mittun.

4 ALLTAG

Morgens blinzle ich zuerst ein paarmal meine Augen, bis ich wach bin. Mein Wecker ist halbrund, blauweiß und zeigt verschiedene Uhrzeiten. Meine Vorhänge sind rosapink-hellgrünweiß geblümt. Draußen ist es hell. Dann strampel ich mein Federbett mit bunten Vögeln drauf weg. Langsam nehme ich das rechte Bein und das linke, bis ich bei der Bettkante sitze. Anschließend stehe ich auf und hole mir meine Socken. Die liegen auf dem Stuhl vor dem Schreibtisch. Danach gehe ich gemütlich ins Bad und putze mir die Zähne sauber. Mein Gesicht wasche ich natürlich auch sauber. Ich mache mittelwarmes Wasser mit den Händen ins Gesicht, trockne das Gesicht ab und putze mir die Nase. Und dann bekommt mein Gesicht eine Gesichtscreme drauf. Gegen den Wind. Ich kämme meine Haare und richte sie hübsch. Schließlich gehe ich wieder in mein Zimmer zurück, um mich anzuziehen. Heute ziehe ich meine dunkelrote Bluse und schwarze Jeans an. BH und Unterhose ist privat. Von meinem Zimmer aus höre Ich meinen Vater in der Küche klappern. Er richtet den Frühstückstisch nett her. Wie ich in die Küche komme, sage ich: «Guten Morgen!» Ich hole mir die Vollmilch und gieße mir eine Tasse voll mit Milch ein. Dann tue ich sie in die Mikrowelle hinein, um sie zu wärmen. Hinter mir kommt meine Mutter in die Küche. Ich höre schon, wie sie sich im Flur schnäuzt. Wir sagen: «Guten Morgen, Evi.» Meine Eltern trinken zum Frühstück Tee. Mein Papa trinkt eher grünen Tee, meine Mutter Waldbeere oder Apfel. Kamille mag sie gar nicht gerne, weil das nach krank riecht. Ich trinke meine heiße Schokolade. Wir frühstücken Schwarzbrot, Butter und Marmelade. Ich esse mein Brot viel lieber nur mit Butter. Marmelade mag ich nicht so gerne. Wenn ich eine mag, dann nur die Marillenmarmelade. Mein Vater macht die selber. Wir haben zwei Marillenbäume im Garten. Aber einer ist krank und muss vielleicht weg. Ganz selten trinke ich eine warme Milch ohne Schokolade mit Honig drinnen.

Wer als Letztes zum Frühstück gekommen ist, räumt den Tisch ab. Nur manchmal räume ich ab. Wenn ich noch Zeit habe. Vor dem Frühstück schon schaltet mein Vater im Büro seinen Computer ein. Weil es immer so lange dauert, bis der im Betrieb ist. Wenn mein Vater im Büro ganz laut niest, schreien meine Mutter und ich «Nicht so laut!» hinüber.

In meinem Zimmer schiebe ich die Vorhänge zur Seite und mache die Fenster weit auf. Und danach wieder zu. Zum Lüften schaue ich in den Garten. Blumenbeete auf der linken Seite, auf der rechten Seite eine Schaukel für die kleine Maja von meiner Cousine und früher für mich. Ich nehme meinen Rucksack mit den Arbeitsschürzen und meinem Pausenbrot. Bei uns sagt man Marende. Ich habe zum Beispiel ein Brot und Joghurt, Birne, Apfel, kleine Pflaumen, Pfirsich oder Marillen. Meine Bauchtasche schnalle ich mir auch um. Darin sind Taschentücher, Dokumente. Mein Handy lasse ich meistens zu Hause. Am Eingang ziehe ich mir meine Jacke und Schuhe an. Dann sage ich meinen Eltern «Pfiati!» und gehe zur Arbeit. Im Sommer und Frühling fahre ich mit dem Rad. Ich starte meistens vor acht.

Seit vielen Jahren arbeite ich in einem Altenheim. Zuerst gab es früher ein Vorstellungsgespräch mit den Chefs. Dann habe ich eine Arbeitsbegleitung und Ansprechpartnerin bekommen. Erst habe ich zur Probe gearbeitet. Am Anfang war es für mich nicht einfach. Ich wurde in meiner Arbeit immer beobachtet von meiner Begleitung. Sie musste immer weitererzählen, wie ich mich in der Arbeit verhalten habe. Anschließend habe ich das Vertrauensabkommen mit dem Amt gemacht. Das wird jedes Jahr wiederholt und verlängert, wenn in der Arbeit bei mir alles gut geht. Jetzt bin ich im Wäsche- und Freizeitbereich tätig. Ich muss immer frische Schürzen und Sandalen mit Riemen hinten tragen.

Und im Altenheim muss ich sehr viel Geduld haben mit den älteren Menschen. Das heißt auch Toleranz. Für mich bedeutet Toleranz, dass ich allgemein mit den Menschen sehr viel Geduld haben soll. Besonders mit all den Menschen, die mit mir leben. Wie sie sind. Die sind, wie sie sind. Die Menschen im Altenheim haben viel Demenz. Das ist eine Schwierigkeit. Ich wünsche das niemandem. Immer wieder redet oder sagt man die gleichen Wörter und Sätze und Wünsche. Für mich ist das eintönig und nicht fein. Ich muss sehr tolerant sein und aufpassen, dass ich mich nicht sehr aufrege und genervt, nervös, empfindlich werde. Das darf man nicht zeigen vor ihnen. Die dementen Menschen kennen ihre privaten Sachen nicht mehr und verwechseln sehr gerne ihre Kleider. Sie vergessen manchmal, dass sie im Weg sind. Viel später merken sie etwas und tun vielleicht, was man vorschlägt. Manchmal sind sie auch unentschieden und arg ungeduldig.

Ich habe in meiner Arbeit Geduld. Und zwar sehr viel. Weil ich mir bei den Bewohnern viel Zeit nehme, um lange zu-

zuhören. Und daneben sitze bei ihnen. In meiner Arbeit müssen alle Mitarbeiter vieles ertragen. Was wir an Beschwerden hören. Von den Bewohnern und Mitarbeitern. Und auch allgemein. Die innerlichen Schmerzen sind ja auch da. Und auch körperliche Wunden, die offen sind. Es gibt sehr viele Arten von Geduld, Ertragen, Schmerzenempfinden. Auch bei meinem Freund muss ich ja hin und wieder viel Geduld haben.

Wenn ich bei den Heimbewohnern sitze, sind die Gespräche manchmal langweilig und manchmal interessant. Wenn sie von früher erzählen, spitze ich die Ohren. Sie erzählen, wie sie früher gearbeitet haben. Dann erzählen sie von ihren Kindern und Bauernhöfen. Wie sie als Magd und Bäuerin und Hausfrau gearbeitet haben. Wie sie als Bauer und Knecht tätig waren. Ganz sicher sind sie alle sehr früh aufgestanden. Sie sind in den Stall gegangen und haben die Kühe gemolken. Dann haben sie eine Heugabel genommen und den Stall saubergemacht. Danach bekamen die Kühe ihr Essen. Später wurden Heuball-Haufen auf den Feldern gemacht. Das Feldgras wurde mit der Sense geschnitten. Die Bäuerinnen machten Speckbrote, und die Bauern essen Brote mit sehr viel Butter und Speck oder Spiegeleiern. Auch die Hennen mussten gefüttert werden.

Immer wieder reden oder wiederholen die Heimbewohner ihre Wörter. Das mag ich nicht. Ich mag auch nicht, wie sie mich ansprechen, nur weil ich klein aussehe. Ab und zu ärgern sie mich auch. Es wäre schön, wenn die Gespräche netter sein könnten.

H. sagt: Hast du vielleicht meinen Rosenkranz gestohlen?
U. fragt: Wie spät? Was gibt's zum Essen?

E. sagt: Ich muss ins Bad.

G. sagt zu mir: Petra, komm her! – Obwohl ich Verena heiße.

I. fragt: Wo gibt's Kaffee?

H. sagt: Hast du meinen Rosenkranz gestohlen?

Sie wiederholen alles. Ich brauche Geduld und Toleranz. Und ich möchte sie gerne besser und leichter verstehen können. Viele reden Italienisch. Und dann kann ich sie nicht gut verstehen. Ich habe Italienisch in der Schule gelernt. Aber ich verstehe es nicht richtig.

Wenn ich am Morgen um acht im Altersheim ankomme, soll ich mich mit einer Stundenkarte einpiepsen. Das Büroteam möchte wissen, ob die Mitarbeiter wirklich da sind. Ich begrüße erst mal die Putzfrauen und das Büroteam. Danach gehe ich hinunter in den Umkleideraum, wo ich meine verschiedenen bunten frischen Schürzen anziehe. Und meine Arbeitsschuhsandalen. Die sind fest zu. Sonst gibt es ein Autsch auf den Zehen, wenn jemand mit dem Rollstuhl raufrollt.

Dann schaue ich in den Tagesplan. Und dann nehme ich zwei dicke Filzstifte und schreibe den Tagesplan für die Bewohner auf einem Flipchart auf. Zum Beispiel einmal Bewegung mit Musik, einmal Heilige Messe, einmal Basteln oder Heimatlieder singen von früher. Und alles soll ich auch auf Italienisch schreiben. Das ist nicht einfach.

Vormittags arbeite ich im Wäschereibereich. Dort reden wir nicht so viel. Weil wir uns auf unsere Arbeit voll konzentrieren müssen. Zum Glück gibt es bei uns zwei Radios, wo wir Radio 2000 hören können. Da läuft viel Volksmusik und Lieder von früher. Wäsche sortieren ist schwer, weil man die Unterwäsche verwechseln kann. Im Bügelbereich muss ich sehr viel Unterwäsche bügeln. Und auch Schnäuztücher. Und leichte Hosen und Leibchen, die nicht so heikel sind. Danach soll ich die echten Putztücher in einen blauen Korb tun. Die bunten Putztücher soll ich nach Farbe und in die Regale sortieren.

Mittags bekommen die Heimbewohner ein viergängisches Menü. Zum Beispiel grünen Salat, Frittaten- oder Brotsuppe, Gemüse und Fleisch und Sauerkraut. Und zum Nachtisch Kompott oder Joghurt. Vor dem Mittagessen soll ich die Bewohner zum Speisesaal begleiten.

Am Nachmittag bin ich im Freizeitbereich. Dort soll ich die älteren Menschen beschäftigen. Wir beten, spielen, reden, trinken, lesen ein Buch vor, singen, basteln, backen, ticken, lachen, machen Spaziergänge, tanzen mit ihnen. Dann soll ich bedienen mit Bechern und Gläsern mit Tee, Mineralwasser und Saft. Manchmal muss ich für die älteren Menschen Schal, Jacke, Zeitungen, Müllkübel, Taschentücher, Chips vom Trinkautomaten oder Cola oder Kaffee zu ihren Zimmern oder in den Hof holen und bringen. Wenn wir basteln, bringe ich Schere, Malfarben und Papier. Manchmal muss ich auch etwas aufheben und den Boden kehren. Nachmittags im Freizeitbereich rede ich sehr viel mit Mitarbeitern und Menschen. Wenn die Heimbewohner «Zucker!» schreien, soll ich die Zuckersäckchen neu füllen. Wenn der Tee nicht gut genug ist, brauchen sie Zucker. Obwohl viele auch Diabetiker sind. Dann bekommen sie Wasser oder Diätzucker. Aber nur die Hälfte von einem Beutelchen Diätzucker. Oft hebe ich schmutzige Taschentücher auf. Da bin ich schneller als die alten Menschen.

Für mich ist es dann wunderschön, eine viertel Stunde Arbeitspause zu machen. Ich setze mich in den Pausenraum und esse in dieser Zeit einen Joghurt, getrocknete Apfelringe oder ein halbes Butterbrot. Der Hausmeister stellt uns Schokolade hin. Und ich scherze mit ihm. Manchmal gehe ich aufs WC. Aber das ist privat.

Wenn auf dem Tagesprogramm Kirche steht, dann muss ich kleine Schnapsgläser mit Wasser auffüllen. Am Feierabend soll ich Zeitungen, Obstreste, Schnäuztücher, Malfarben, Anspitzer, Radiergummis, Gläser, Becher, Teller, Besteck, kleine Schüsseln und Müllkübel verräumen und danach all die Tische schön sauber putzen.

Nach meiner Arbeit gehe ich gemütlich durch die Stadt nach Hause. Ich kaufe mir eine Schokolade oder einen Saft. Und dann gehe ich wirklich nach Hause. Auf meinem Weg liegt auch die Bibliothek. Hin und wieder mache ich dort einen Abstecher rein und leihe mir etwas aus. Aber dann gehe ich wirklich nach Hause. Wenn ich daheim bin, dusche ich manchmal. Danach mache ich einen Besuch bei meinen Eltern, um Hallo zu sagen. Und manchmal gehe ich auch zu Oma hinauf, um zu schauen, wie es ihr geht.

Manchmal unternehme ich auch etwas mit einer Freundin. Die Freundin ist wirklich toll für mich. Sie ist älter als ich und arbeitet als Empfangsdame in einem Krankenhaus. Sie ist mittelgroß, hat mittellange schwarze Haare und einen Gehwagen und auch eine Brille. In der Stadt wird sie von jeder Seite von anderen Menschen begrüßt. Manchmal besucht sie ihre Schwester und freut sich über ihre Nichte. Miteinander gehen wir Pizza essen, etwas trinken, ins Schwimmbad oder einkaufen. Aber es ist nicht so einfach, ein Treffen zu organisieren. Weil sie unterschiedliche Arbeitsstunden hat und auch Nachtdienste. Wenn sie dann mit mir unterwegs ist, muss sie ihr Diensthandy mitnehmen. Beim Stadtbummel reden wir zum Beispiel so:

Freundin: Hallo Verena, was möchtest du machen? Ich muss etwas einkaufen.
Verena: Ja, ich habe auch Lust. Wohin?
Freundin: Ich brauche ein paar Nagelläcke für mich.
Verena: Brauchst du auch etwas in der Sennerei?
Freundin: Ja, vielleicht Joghurt.
Verena: Wollen wir danach zur Konditorei Häusler?
Freundin: Gute Idee. Ich komme mit.
Verena: Und was wollen wir trinken?
Freundin: Ich nehme Kaffee mit einem Glas Wasser. Und du?
Verena: Und mir bitte ein Glas Spuma. Spuma kommt von Falläpfeln, und für mich schmeckt dieser Saft sehr gut.

Wenn wir beide Glück haben, dann machen wir einen Sprung ins Hallenbad. Zuerst besetzen wir zwei Liegestühle mit unseren Sachen. Dann gehen wir ins Becken und reden zum Beispiel so:

Verena: Wie geht es bei dir mit dem Schnaufen unter Wasser?
Freundin: Nicht so gut. Es kitzelt zu sehr in der Nase. Aber ich probiere es.
Verena: Ich zeige dir, wie es geht.

Oder wir gehen Pizza essen und reden zum Beispiel so:

Freundin: Hilfst du mir bitte die Tür aufzumachen?
Verena: Ja, komm rein, du zuerst.
Freundin: Danke. Nehmen wir den gleichen Tisch wie immer?
Verena: Ja, warum nicht.

Dann begrüßen wir das Team von der Pizzeria und machen es uns gemütlich. Die Kellnerin oder Kellner kommt zu unserem Tisch und fragt, was wir trinken wollen. Und wir reden zum Beispiel so:

Freundin: Ich nehme eine Flasche Wasser.
Verena: Ich bitte eine Cola.
Freundin: Und ich nehme die Gemüsepizza.
Verena: Also, ich werde die kleine Würstelpizza nehmen.
Freundin: Wie geht es dir mit deinem Partner? Und in deiner Arbeit?
Verena: In meiner Arbeit ist immer sehr viel los. Über meinen Partner möchte ich nicht reden.
Freundin: Hast du wieder was neu geschrieben für dein Buch?
Verena: Ja. Ich zeige dir das gern. Bitte sehr.

Während wir reden, essen wir unsere Pizza. Wir zahlen getrennt und verabschieden uns vor ihrem Haus.

Hin und wieder arbeite ich auch für den «Ohrenkuss» und die «Perspektive». «Ohrenkuss» ist eine Zeitschrift von Menschen mit Down-Syndrom. Für mich ist der «Ohrenkuss» sehr nett, interessant, abwechslungsreich. Menschen mit Down-Syndrom schreiben, diktieren, tippen am Computer. Das Büro ist in Bonn. Da sind regelmäßig viele Sitzungen, wo sie sich treffen. Sie bereden über Themen, Texte und was sie noch schreiben wollen. Die Chefin schickt mir die Fragen an meine E-Mail-Adresse. Und ich schreibe meine Sachen zu Hause am Computer. Ich freue mich immer auf neue Themen. Einmal sind meine Eltern zu meiner Überraschung mit mir nach Bonn zum «Ohrenkuss» gefahren. Und ich durfte wirklich teilnehmen. Das war toll für mich. Bei dieser Sitzung habe ich die anderen ein wenig beobachtet. Danach habe ich mitgearbeitet und geredet. Das hat mir sehr gut gefallen. Der «Ohrenkuss» ist im Querformat gedruckt. Und auch abwechslungsreich mit verschiedenen Schriftarten gemacht. Am besten gefallen mir die Bilder. Natürlich lese ich auch die anderen Texte. Von den anderen Autoren mit Down-Syndrom. Ich freue mich immer, wenn das neue Heft mit der Post zu mir nach Hause kommt.

Bei der Zeitung «Perspektive» mache ich auch mit. Ich schreibe Texte zu vielen Themen im Südtirol und was ich selbst erlebe. Am Anfang war das nicht einfach. Man darf nicht ohne Erlaubnis Bilder und Namen von Personen aufschreiben. Das habe ich gelernt. Verschiedene Menschen schreiben in dieser Zeitschrift mit. Jede und jeder kann mitmachen. Der Hauptsitz von der «Perspektive» ist bei der Lebenshilfe Bozen. Inzwischen bin ich für die bunten Seiten zuständig. Ich finde diese Arbeit sehr nett. Und das mache ich sehr gerne.

Ich bin auch bei People First. People First bedeutet: Ich

komme zuerst dran. Und ich bin Sprecherin der Menschen mit Behinderung in der Behindertenhilfe, die Lebenshilfe e. V. heißt. Eine viel beschäftigte Frau hat diese Gruppe am Nachmittag gegründet. Sie soll dreimal oder hundertmal hochleben!

In dem Vorstand von der Lebenshilfe sind sieben Menschen tätig. Wie ich zum Vorstand gekommen bin, ist ein kleiner Weg. Ich habe sehr netten Besuch daheim bekommen. Der hat mir erklärt, welche Aufgaben mich erwarten. Und was ich tun soll. Ich soll für die Menschen mit Lernschwierigkeiten im Wipptal die Wünsche vertreten. Ich soll all die Wünsche einsammeln und aufschreiben.

Das Team vom Vorstand der Lebenshilfe hat eine neue Mithilfe gesucht. Ein Mitglied war zurückgetreten und hat gemeint, dass wir jüngeren Menschen neue und bessere Ideen und Schwung mitbringen. Wir sollen mit einer Lernschwierigkeit selbst unsere eigenen Wünsche sagen. Der Vorstand wollte einen Mensch mit Behinderung im Team haben. Darum hat der Vorstand eine Vorstandswahl, eine Liste und den Infoabend organisiert. Ich habe mich vorgestellt: Ich heiße Verena Turin, ich bin 37 Jahre alt, habe das Down-Syndrom und arbeite für den «Ohrenkuss» und mache auch Musik und arbeite in einem Altenheim.

Dann hat das Vorstandsteam mich aufgenommen. Es ist eine verantwortliche Arbeit. Ich fühle mich sehr geehrt. Deshalb lade ich alle Menschen mit Behinderungen ein, im Südtirol ihre Wunschbriefe an mich zu schreiben. Ich sammle alle Wünsche ein. Später werde ich diese Wünsche in der Vorstandssitzung meinen Kollegen zeigen.

Ich habe auch schon einmal mit der Direktorin vom Sozialzentrum einen Termin telefonisch ausgemacht. Zuerst haben wir dann in ihrem Büro geredet. Und danach sind wir von Werkstätte zu Werkstätte gegangen. In dieser Zeit habe ich die Wünsche und Anregungen von den Menschen mit Behinderung eingesammelt.

Unser Vorstand möchte für Menschen mit Lernschwierigkeiten auch die Freizeitwünsche organisieren, um sie Wirklichkeit zu machen. Zum Beispiel verschiedene Kurse wie Italienisch, Kochen, Tanzen, Theater, Schwimmen, Skifahren, Sport. Es gibt auch eine Musikgruppe mit Menschen mit Behinderung. Und unsere Ausflüge sind auch im Angebot: Erlebnistage, Grillfeste, Minigolf.

Meine eigenen Wünsche wären Open-Air-Musikfestivals besuchen, die Universal Studios anschauen, Sprachkurse machen, die Fabriken von Nutella und Cola und Loacker besuchen und probieren.

Hin und wieder mache ich in meiner Freizeit auch Sport. Zum Beispiel einen Turnkurs. Der Turnkurs hat abends zehn Einheiten. Ich bin in einer mittelgroßen Gruppe. Und die Leiterin ist sehr nett und turnt mit uns mit Musik. Meistens bin ich die Erste im Umkleideraum. Die Turnstunde geht eine Stunde. Zuerst müssen wir uns Turnmatten holen. Danach wärmen wir uns auf. Mit verschiedenen Turnübungen. Manche sind nicht einfach für mich. Wenn ich die Übungen mache, verkrampft sich mein Bauch oder meine Arme zittern. Dann beiße ich mir auf meinem Mund herum. Hin und wieder kommen auch ein paar Kommentare aus meinem Mund. Meine Kommentare sind manchmal lustig.

Zuhause sind ich und meine Eltern am Abend gerne gemütlich im Wohnzimmer. Mein Vater schaut Fernsehen.

Meine Mutter ist inzwischen in der Küche, um das Abendessen herzurichten. Ich bin hinter dem Kachelofen und lese vielleicht. Ab und zu zeichne ich auch mit bunten Holzfarben ein Bild. Ich male sehr gerne bunte Landschaften, Blumen, Bäume und Sträucher und Sonnenaufgänge und Sonnenuntergänge. Ich nehme verschiedene Farben. Und male auch das Meer mit kleinen Meerjungfrauen. In meinen Bildern werden alle Bäume und Sträucher geblümt. Früher habe ich für meine Freundin viel Walt-Disney-Figuren abgepaust und bunt bemalt.

Aber ich sollte den Tisch decken. Abends habe ich Küchendienst. Dann frage ich meine Mutter, was es genau gibt. Damit ich genau weiß, was ich aufdecken muss. Zuerst die Tischdecke und danach alles Besteck, Servietten, Gläser, Teller, Brotkorb, Butter, Schinken, Käse, Salami, Gurken, Wasser, Wein und manchmal Bier, Deckelöffner, Salat, Pfeffer, Salz und das Vorlegbesteck zum Auffüllen von den Speisen.

Dann sagen wir zueinander: «Mahlzeit!»

Nach dem Essen muss ich natürlich alles wieder abtragen. Das tue ich nicht sehr gern. Das Einräumen und Ausräumen der Spülmaschine macht mir aber Spaß. Und auch das Ausräumen von den Einkaufstaschen meiner Mutter. Wenn sie Lebensmittel eingekauft hat.

Um 20 Uhr schauen wir alle drei die Nachrichten an.

Was ich nicht so gerne mag, sind die schrecklichen Nachrichten. Und ich mag im Fernsehen auch nicht so gerne Dokumentarfilme mit Tieren und wie sie überleben, jagen, töten, essen. Ich finde Raubtiere ziemlich unheimlich. Und auch Schlangen, wenn sie andere Tiere essen. Schlangenzähne sehen sehr gefährlich aus. Auch die von den Krokodilen, wenn sie ihr Maul aufreißen. Ich finde wirklich sehr gruselig, wie die Krokodilsaugen gefährlich und hungrig aus dem Wasser hervorkommen. Gruseln mag ich nicht so gerne. Gruselig sind auch all die Vampire. Das sind sehr große oder alte gruselige Menschen. Echte Vampire töten die Menschen. Und trinken Menschenblut, bis sie satt genug sind. Auch Gespenster können uns im dunklen Zimmer sehr erschrecken. Ich würde meine Augen fest zumachen. Es sind dann zu erschreckende, angstvolle, nichtansehende, schmerzvolle Gefühle in mir. Spinnen finde ich auch gruselig. Ganz besonders wenn die Spinnen auf menschlichen Körpern herumwandern. Oder wenn sie von Menschen angegriffen werden. So was tun auch die Haie im tiefen Wasser. Das habe ich mal im Fernsehen gesehen. Spinnen und Haie finde ich allgemein gar nicht nett. Das Gleiche gilt auch für Vampire und Krokodile. Wenn ich davon träume in der Nacht, kann ich nicht mehr schlafen. Und bestimmt würde ich im Schlaf laut aufschreien.

Meist schauen wir abends nur die Nachrichten. Aber die Nachrichten sind manchmal nicht fein.

Wenn ich in mein Zimmer gehe, mache ich es mir mit meiner Nachspeise auf meinem Bett gemütlich. Später ziehe ich meinen Schlafanzug an. Der ist pink und weiß mit einem kleinen Motorrad. Den hat mir meine Mutter zum Namenstag am 1. September geschenkt. Manchmal gähne ich schon, wenn ich schläfrig werde. Im Schlafanzug gehe ich ins Bad und putze meine Zähne und zu meinen Eltern, um gute Nacht zu sagen mit Kuss auf die Wange.

In meinem Zimmer suche ich mir eine entspannte Musik aus und schalte den Kassettenrekorder ein. Ich mag Musik- und Geschichten-Kassetten. Weil sie nett, vielseitig und bunt sind. Am liebsten mag ich Volksmusik. Das ist für mich lustig, ruhig, romantisch, zum Tanzen mitreißend. Es gibt auch viel Musik, wo ich gerne mitsingen möchte. Früher wollte ich Sängerin oder Pianistin werden. Meine CDs sind rund. Und laufen sehr schnell in meinem CD-Player herum. Zum Schlafen benutze ich für die Kassetten den Kassettenrekorder. Und mache mir Entspannungsmusik an. Und dann gehe ich mit der Musik ins Bett. Es ist sehr fein warm. Da kuschel ich mich rein. Schlafen ist gesund für unseren Körper und Geist. Wenn ich ganz tief schlafe, dann schnarche ich sehr laut. In dieser Zeit entspannt sich mein Körper. Leider merke ich beim Schlafen nicht, ob ich mich herumdrehe. Ich habe beim Schlafen immer die Augen zu.

Ich habe ein Zuhause bei meinen Eltern. Es ist sehr schön, ein eigenes Zimmer zu haben. Ich habe ein Bett und im Wohnzimmer ein Sofa. In meinem Zimmer habe ich einen Schreibtisch und daneben ein Keyboard. Und einen Stuhl für meine Klamotten. Wir haben ein sehr großes Haus.

Ich stehe auch am Wochenende in der Früh auf. Leider mag ich nicht lange schlafen. Aber ich mache ja auch am Samstag und Sonntag und in meiner Freizeit viel.

Ich gebe zu, dass ich nicht kochen, Buntwäsche waschen, Sockenlöcher zuflicken, Bankgeschäfte machen kann. Ich weiß nicht, wie die Waschmaschine genauer zu bedienen geht. Und das Feuer im Backofen und im Kachelofen im Wohnzimmer mag ich nicht alleine machen. Ich mag meine Eltern sehr gerne. Wir kommen auch sehr gut aus. Um ehrlich zu sein, haben wir auch Meinungsverschiedenheiten. Die wir immer gleich besprechen, um das zu vergessen. Ich habe mein eigenes Zimmer bei meinen Eltern. Darum will ich dort wohnen. Ein Grund ist auch, dass ich mich nicht getraue total auszuziehen. Es ist fein, meine Eltern zu haben mit 37 Jahren. Das hat nicht jeder und jede von uns. Ich würde es alleine nicht schaffen, in einer anderen Wohnung zu leben und den Haushalt zu führen. Dann stehe ich da fast ganz alleine in meiner großen eigenen Wohnung. Es ist viel zu schön, daheim zu leben. Weil wir uns eben auch sehr gut verstehen. Und wir uns gegenseitig keine Ohrfeigen geben. Und es ist fein für mich, dass in diesem großen Haus noch weitere Verwandte wohnen und leben. Ich bin gerne in unserem Haus und bei meinen Eltern. Hier wird es mir nicht langweilig.

5 HEIMAT

Meine Heimat ist die Stadt Sterzing im Südtirol, wo ich mit meiner Familie groß geworden bin. Sie ist mir sehr wichtig. Ich trage sie immer in meinem Herzen mit. Auch wenn ich in den Urlaub fahre. In Sterzing habe ich meine Freunde und meine Arbeit. Und in meiner Stadt ist es schön, die Berge zu sehen und Sehenswürdigkeiten, das Schwimmbad, die Almen, Skipisten und an der Straße unser Haus. Ich fühle mich sehr wohl dort. Diese Heimat ist wirklich nett.

Südtirol ist in Italien mit vielen Bergen. Hier ist es anders als im Norden. Bei uns gibt es Berge mit Schnee zu sehen. Und Hütten, Burgen, Schlösser, Gipfel. Auch unsere Sprache ist etwas anders. Und unsere Speisen. Hier gibt es italienische und deutsche Speisen und Menschen. Die Menschen können zweisprachig reden. Ich habe auch sehr gerne Italienisch gelernt. Das Wetter ist hier manchmal genauso wie in Hamburg oder Berlin.

In der Heimat schmeckt der Speck sehr gut. Besonders auf Speckbroten. Die esse ich gern beim Fernsehen oder auf den Almhütten. Die Bauern würzen den Speck und hängen ihn dann in die Räucherkammer. Der Speck schaut nett aus, wenn man ihn aufschneidet. Was ich auch mag, sind Speckknödel mit Salat. Mir tun die Schweine sehr leid, wenn sie geschlachtet werden. Aber daraus machen die Bauern eben einen sehr guten Speck.

In meiner Stadt kenne ich viele Menschen. Und ich kenne mich sehr gut aus. Ab und zu auch wieder nicht, wenn ich Touristen oder Autofahrern den Weg beschreiben soll. Ich weiß all die Gassen und Seitenstraßen nicht. Nur die hauptsächlichen Straßen weiß ich. Ich bin gerne in der Stadt unterwegs. Allein oder mit meiner Freundin. In meiner Heimat ist es wirklich fein. Es gibt Wanderwege und Schutzhütten rund ums Wipptal. Und jedes Jahr gibt es verschiedene Feste am Stadtplatz und in der Alt- und Neustadt: Laternenparty, Knödelfest, Joghurttage, Musikkapellen, Nikolaus, Faschings-, Krampus- und Engelchenumzüge von Fenster zu Fenster.

Wenn ich eine Reiseführerin wäre, dann stelle ich meine Stadt so vor: Wenn ihr mit dem Bus kommt, steigt ihr am Untertorplatz aus. Dort treffen sich die Touristen. Als Erstes geht ihr in die Neustadt. Dort seht ihr unser Wahrzeichen, den Zwölferturm, in der Mitte hoch stehen. Links und rechts sind viele Geschäfte. Am Stadtplatz gibt es auch einen Brunnen und daneben das Nepomukdenkmal. Auch unsere historische Fußgängerzone, die Spitalkirche, das Rathaus und den römischen Meilenstein kann man bestaunen und anschauen. In der Nähe vom Friedhof liegt die Pfarrkirche Unsere Liebe Frau im Moos. Da gibt es sehr schöne Fresken zu sehen. Die Kirche ist für mich wunderschön. Neben unserer Musikschule steht die lilaweiße Elisabeth-Kirche. Die ist eher klein und sehr gemütlich kalt. Von dieser Kirche habe ich meinen zweiten Namen bekommen.

Jetzt gehen wir wieder zurück in die Stadt. Es gibt nicht nur die Neustadt zu sehen, sondern auch die Altstadt. Die ganzen vielen Häuser in unserer Stadt sehen groß und mittelgroß, wunderschön und manche zerbröckelt aus. Manche von ihnen sind noch von früher da. Diese Häuser haben Lebens-geschichten-Wappen bekommen. Das sind verschiedene, wunderschöne, glänzende, geschichtliche Wappen, die zu bestaunen sind. Deshalb machen all die Touristen hier viele Fotos. Es ist auch wirklich nett, dass unsere Häuser sehr bunt sind.

Draußen an der Brennerstraße ist der Verkehr laut mit Au-tos, Motorrädern, Lastwagen und Müllautos von Österreich, Italien und Deutschland und überall.

Aber wir haben auch eine Fußgängerzone. Die ist nur voll mit Fahrrädern und Menschen und Sehenswürdigkeiten und Geschäften. Bei uns gibt es zwei Apotheken, vier Bäckereien, zweiundzwanzig Bekleidungsgeschäfte, ein Modehaus, sechs Kindermodegeschäfte, drei Schuhgeschäfte, zwei Unter-wäschegeschäfte, drei Metzgereien, sechs Haushalts- und Geschenke-Geschäfte, dreizehn Cafés, zehn Gasthäuser, auch ein Hunde-und-Katzen-Geschäft, ein Krankenhaus, zwei Al-tenheime. Und natürlich gibt es auch viele Bars und Hotels und Pensionen bei uns.

Wenn ich in der Stadt bin, dann bin ich am liebsten in den Lebensmittelgeschäften, in der Bäckerei, im Café, im Gast-haus, im Buchladen, im Handygeschäft oder im Postkarten-geschäft. Ich gehe gern einkaufen.

In der Stadt gibt es im Rathaus auch einen sehr schönen Rathaussaal zu sehen. Ich stelle mir vor, wenn ich die Bür-germeisterin hier wäre. Dann: oje. Was sollte ich bloß alles machen? Ich will, dass alle Menschen eine nette Arbeit fin-den. Und einen gerechten, richtigen Lohn bekommen. Für ausländische Menschen würde ich verschiedene Sprachkurse organisieren mit Italienisch, Englisch, Deutsch, Dialekt. Bestimmt werde ich mich mit meinen Bürgern unterhalten. Und fragen, was sie sich für die Stadt wünschen. Ich würde die ausländischen Menschen in unsere Stadt integrieren. Danach könnte ich noch rollstuhlgerechte Gehwege ohne Pflastersteine machen. Dazu soll es ein nettes weißes Muster geben für den Absatz der Gehwege. Am Stadtplatz würde ich einen Springbrunnen machen. Und ringsherum sollen sechs hellgrüne weiße Bänke sitzen. Natürlich werde ich auch schauen, dass die Stadt sauber ist. Als Bürgermeisterin würde ich in allen Geschäften etwas einkaufen. Zum Beispiel im Lebensmittelgeschäft Gemüse, Obst, Fleisch. Ich würde auch Spiele kaufen, Elektroteile, Handy, Bücher und Bastelsachen. Und in der Gärtnerei und in der Apotheke würde ich auch einkaufen. Nicht zu vergessen Kleider, Parfüm, Schuhe, Schmuck, Wein und Schnaps.

Für die Menschen mit Behinderung würde ich alles gerecht und breit und mit Liften machen. Auch das Frei- und Hallenbad mit Sauna, alle Spielplätze und den Fußballplatz, alle Turnhallen und Schulen, Zebrastreifen, Ampeln, Kindergarten soll es geben. Und alles soll auch für Menschen mit Behinderung gut sein. Als Bürgermeisterin könnte ich auch viele Feste und bunte Veranstaltungen organisieren. Zum Glück bin ich nicht allein. Um das alles zu machen, brauche ich meine Arbeitskollegen im Rathaus.

Anschließend wäre es sehr schön, wenn es für mich in echt einen Traumzug gibt, der direkt zu meinem Freund hinfährt und nach Sterzing zurück. Und umgekehrt. Dieser Zug soll blaugrün und das Waggondach grau sein. Er soll immer an Wochenenden und an Werktagen und an meinem Geburtstag und zu Weihnachten und zu Silvester fahren. Außerdem soll er, immer wenn ich Lust habe, am dritten Gleis starten. Dieser Zug soll immer auf mich warten. Die Waggons sollen keine Stühle haben, sondern weiche, weiße, breite Betten, damit auch mein Freund ohne Probleme in diesem Zug zu mir hinauffahren kann. In diesem Zug soll auch Musik spielen. Mein Freund mag gern Entspannungsmusik. Früher hat er sehr gerne die Lieder von der Sängerin Belsy angehört. Volksmusik mag er auch.

Es gibt überhaupt viele Arten von Volksmusik in den Bergen. Auf den Bergen kann man jodeln oder Heimatlieder singen. Zum Beispiel «Im Frühjahr zu Berge wir gehn, fallera». Das ist ein Lied mit Bergen. Meine Lieblingsgruppe besingt sehr gerne Berge und viele schöne Frauen und Raubvögel. Alle singen gerne in der Natur. Die Kastelruther Spatzen singen auch gerne herzlich. Und ab und zu lassen die Musiker ein paar Jodler herunter. Aber warum genau es in den Bergen so viel Volksmusik gibt, weiß ich leider nicht.

6 LIEBE

In jedem Körper schlägt und wohnt ein Herz. Das ist eine wertvolle Kraft. Und heißt, dass wir leben. Jeder lebt in seinem eigenen Tempo. Viele Menschen können sich mit dem Herz auch verlieben. Verlieben geht besser, wenn der andere es auch ist. Anschließend fühlt man sich gegenseitig wie verzaubert. Bei mir hat es glühende Funken gegeben. In meinen feuchten Augen habe ich regenbogene Sterne gesehen. Manchmal kristallisieren sich die Liebestränen. Wenn man richtig fest verliebt ist, hört man das eigene Herz wild klopfen. Herzen können sich gegenseitig mit Liebe viel besser verstehen.

Mit meiner Liebe zu den Walt-Disney-Filmen hat es begonnen, als ich mit meiner Mutter früher ins Kino gegangen bin. Dort haben wir «Die Schöne und das Biest» angeschaut. Das hat mir sehr gefallen. Anschließend habe ich mir selber Disney-DVD-Filme gekauft und angeschaut. Manche Filme hat meine Schwester mir netterweise zum Geburtstag oder zu Weihnachten geschenkt.

Beim Thema Liebe ist bei mir ein verbreitetes Problem, dass ich mich dauernd in vergebene Männer verliebe. Aus meinen liebsten Musikgruppen. Ich weiß, dass bei vergebenen Männern nur ein blöder Schwarm Bewunderung ist. Aber ich bin so von der Musik besessen, dass ich immer an sie denken muss. Damit ich meinen Freund nicht verletze, möchte ich sagen, dass ich eigentlich ihn mehr liebe.

Eifersucht und Wut und Zorn kann jeder haben. Ob diese Gefühle zu verstehen gehen, weiß ich nicht. Bei Wut und Zorn ist sicher etwas dahinter. Eifersüchtig geht sehr schnell. Wenn ich schmusiges, verliebtes, öffentliches Verhalten von einem Liebespaar auf der Straße oder im Schwimmbad sehen muss. Das tut mir dann ganz schön weh. Mein Herz schreit und weint in mir. Weil mein Freund nicht bei mir ist. Manchmal weine ich wirklich im Bett, wenn ich an meinen Freund denke und ihn ganz stark vermisse.

Wie soll ich diesen Mut, den mein Freund gemeint hat, in meinen Geist bekommen? Ich brauche eine Erklärung. Weil unser Geist auch unsichtbar ist. Ich weiß, dass mein Herz und meine Gefühle jemandem weh tun können. Aber ich will für alle Menschen da sein.

Ja, ich habe einen Freund. Das ist ein sehr unternehmungsfreudiger Mensch. Wenn wirklich Gefühl von ihm ausgeht, dann ist er ganz lieb und sehr zärtlich zu mir. Er ist ein ganz besonderer Mann. Und das Leben mit ihm ist sehr aufregend für mich.

Die Beziehung ist abwechslungsreich, nicht einfach, schwierig, romantisch, unvergesslich. Bei ihm ist immer etwas los. Bei ihm habe ich nie Langeweile.

Aber hin und wieder weiß ich nicht, wie ich genau und richtig mit ihm umgehen soll. Es gibt innerliche Verletzungen, Enttäuschungen, Meinungsverschiedenheiten und Tränen bei uns. Das ist normal. Manchmal ist es nicht einfach in der Liebesbeziehung. Wir beide machen Fehler und stellen uns auf eine harte Probe.

Allgemein ist unser gemeinsames Leben spannend, nett, lieb und lehrreich für mich. Wenn ich bei ihm zu Hause bin, machen wir manchmal Unternehmungen. Auch mit seiner Familie. Die plant immer viele Sachen. Hin und wieder gehen wir zu zweit ins Dorf oder fahren mit dem Bus. Im Dorf lerne ich seine Freunde kennen. Manchmal stellt er mich vor. Es tut mir wirklich leid, dass er ab dem elften Lebensjahr Anfälle bekommen hat. Ich finde ihn sehr mutig. Ich habe keine Angst vor seinen Anfällen. Ich liebe sie schon. Anschließend genieße ich seine Liebe sehr. Ich werde ihn niemals verlassen. Irgendetwas von ihm hat mich stark fasziniert. Er hat mich sehr neugierig gemacht auf sich. Ich glaube, er weiß sehr viel. Und ich hoffe, dass ich etwas dazulernen kann. Sein Aussehen ist für mich wirklich wunderschön. Und ich finde auch die Sachen toll, die er anhat. Mir gefällt die hellgelbe Weste sehr gut. Und ich hoffe stark, dass er diese Weste, wenn er nachts ausgeht, immer anzieht. Damit er sich nicht weh tut, wenn er wieder fällt. Für mich sind alle seine Klamotten nett und lustig. Seine Socken und Pullis sind bunt. Und sein Duft hängt manchmal an seinen Pullis. Ich mag das gern riechen. Und deshalb möchte ich am liebsten in seinen Armen liegen und sein. Mir ist es wirklich gleich, was mein Partner anhat. Ich mag ihn, wie er ist. Man kann ihn nicht ändern. Er ist einfach so.

Manchmal spielt er gerne mit vielen Kabeln. Und er mag auch fernsehen und spazieren. Wenn er unterwegs ist, hat er viele Taschen und Beutel mit. Mit Kabeln, Wasserflaschen, Taschentüchern, Handy und Medikamenten und Portemonnaie. Und einem Pulli, wenn ihm kalt wird.

Ich finde ihn sehr stark. Wie er Schulen und Praktikumsplätze besucht hat. Er möchte gerne selbst verdienen und eine fixe Arbeit in den öffentlichen Stellen bekommen. Was er alles mitmacht. Ich weiß, dass er auch Fehler macht. Hin und wieder zeigt er mir seine andere Seite, wie er wirklich auch ist. In dieser Zeit spüre ich, wie er mit seiner Männerseele seine Gefühle mitteilt und herzeigt. Gegenüber von mir. Er soll das ruhig tun.

Die Einfühlsamkeit kommt ganz tief in uns drinnen. Wir haben sie im Herzen. Das Einfühlen ist schön schwierig für mich. Ich beschäftige mich sehr mit den männlichen Gefühlen. Wann lernt ihr eure Herzen allgemein genauer kennen? Und den Umgang mit den Gefühlen von den Frauen. Wenn ihr verliebt seid. Kennt ihr eure Einfühlsamkeit im Herzen? Hin und wieder kennt mein Freund das auch nicht. Aber hin und wieder schon.

Auch all die Epileptiker wollen geliebt werden. Und viele Freunde haben, die ihnen helfen und ganz ehrlich offen zu ihnen sind. Die Epileptiker machen allerhand etwas mit, wenn sie Anfälle haben. Auch da sollen Freunde dableiben. Auch wenn sie Angst verspüren. Sie dürfen nicht einfach weglaufen. Es ist besser, wenn man bei ihnen bleibt. Wenn sie anschließend lange schlafen, brauchen sie totale Ruhe. Von meinem Freund bin ich die Anfälle schon gewöhnt. Und zum Glück weiß ich, welche Handgriffe ich machen muss. Das habe ich von seinen Eltern abgeschaut.

Ich habe mich mit einem ganz besonderen Mann eingelassen. Und ich habe mich in ihn verliebt. Zum Glück hat er auch angebissen. Ich will ihn wirklich niemals hergeben und verlieren. Ich liebe ihn viel zu stark und fest. Unsere Liebe zueinander muss stärker sein als alles.

Das Wort Wir ist ein sehr großes Thema. In meinen Ohren klingt das Wort wie ein Liebespaar. Die sind füreinander da.

Dieses Wir gibt es in verschiedenen Arten. Man kann dieses Wort in Briefen, Formularen für die Hochzeit und in Liebessätzen benützen.

Eigentlich sollte ich wissen, dass die Männer der Frau einen Verlobungsantrag machen. Leider war ich zu ungeduldig und habe es in sein Ohr geflüstert. Er hatte es schon vermutet. Später habe ich in seinem Zimmer einen Kniefall vor ihm gemacht. Er hat nur stumm Ja genickt. Danach durfte ich mir eine Halskette aussuchen. Die habe ich mir mit meinem Geld gekauft. An seinem Lieblingsplatz auf einer romantischen Brücke hat er dann mit meiner Hilfe den Verlobungsantrag wirklich gemacht. Und ich habe «Ja!» gesagt. Dann haben wir uns umarmt und auf den Mund geküsst.

Das Ja-Wort heißt, dass du mein Mann bist und treu sein sollst und mich beschützen. Unsere Eltern haben immer noch ein Wörtchen mitzureden. Ich bin immer für dich da. Wenn du mich brauchst. Du sollst auch lernen, meine Wünsche zu erfüllen.

Ich muss aber leider sagen, dass ich nicht vorhabe, einen Roman mit Mann und Frau und Liebe zu schreiben. Nein. Mein Partner soll mich einfach lieben, wie ich bin. Und seine Eltern auch. Trotzdem ich im Schlaf schnarche. Ich möchte darum nicht nach Hause geschickt werden. Wenn sie mich weiterhin einladen wollen, müssen sie sich mit meinem Schnarchen vertragen. Ich mache das auch. Und beim Schnarchen kann ich nichts dafür. Das gehört zu mir. Oder macht bitte dickere Türen, damit ihr mich nicht hört. Die Beziehung zu meinem Freund ist mir viel zu wichtig.

Ich finde es schön, wenn Mann und Frau sich lieben. Überhaupt wenn man sich gegenseitig verliebt hat und ist. Es ist natürlich sehr nett, wenn man diese Liebe weitergibt. Man kann die allgemeine Liebe an die besten Freunde geben. Und an alle Menschen, die sie brauchen. Ganz besonders an Kleinkinder, Kinder, Babys, ältere Menschen und Eltern und Menschen, die eine Lernschwierigkeit haben.

Ich gehe seelisch mit meinem Herz unsichtbar in die Lage meiner Mitmenschen hinein. Manchmal bekomme ich eine besondere Wärme und ein Licht ums Herz, wenn ich Menschen ansehe. Vielleicht wenn sie aus dem Ausland kommen und anders aussehen und ihre Sprache anders ist. Diese Menschen haben ganz bestimmt auch gemischte Gefühle, wenn sie bei uns sind. Das darf man nicht vergessen. Sie sollen sich bei uns wohlfühlen.

Allgemein haben auch die Männer Gefühle in sich. Ein paar von ihnen zeigen ihre Gefühle. Und einige nicht. Ich glaube, dass die Männer Tränen, Weinen, Verletztheit verbergen wollen. Auch wenn er sie heimlich verehrt, sehr sympathisch, attraktiv und nett findet. Warum sind die Seelen der Männer so streng? Warum werden die Seelen und Gefühle der Männer so stark abgehärtet? Sie sollen auch mal eingestehen, was sie im Verhalten falsch gemacht haben. Oder das genauer erklären. Die Männer sollen ruhig einmal oder mehr richtig weinen. Zum Beispiel wenn sie von den Frauen verletzt werden. Warum seid ihr so streng mit euch selbst? Wollt ihr in euren Gefühlen krank werden? Wenn ihr weinen wollt, dann tut es und wartet nicht länger.

Jeder und jede Seele besitzt Gefühle. Damit können wir innerlich vieles wahrnehmen. Seelen und Gefühle reagieren sehr empfindlich. Vor allem wenn sie traurig, enttäuscht und nicht gut gelaunt sind. Es tut uns aber auch leid, wenn wir die Männer ungewollt oder gewollt verletzt haben. Aber weil wir auch gute Gründe haben und Rechte wollen wie ihr. Wir denken und empfinden ein bisschen voraus. Wir wollen auch unsere Anerkennung und Gefühle, Stolz, gerechte Liebe und Behandlung haben. Unsere Gefühle sind keine Spielzeuge. Wir wollen keine Opferin sein.

Die allgemeine Liebe ist ein wunderschönes Gefühl. Das man im Herz hat. Es gibt uns Kraft. Und Wärme, Geborgenheit, Vertrauen, angenommen zu werden, aufgenommen, verstanden und geliebt.

Zuerst gibt es in der Liebe Begegnungen. Wenn eine Frau mit einem Mann flirtet, könnte es sein, dass sie sich verliebt fühlt. Wenn sie mehr an ihm interessiert ist, macht sie kleine und größere Anmachungen und vielleicht Komplimente. Das Gleiche können auch Männer machen. Wenn ein Mann vornehm sein will, küsst er ihr auf die Hand. Das heißt: Danke für die Bekanntmachung. Wenn man auf die Wange küsst, heißt das Freundschaft. Und wenn man auf den Mund küsst: Liebe.

Ich finde die Begegnung mit Menschen im Leben sehr interessant und sehr wichtig. Bei Begegnungen mit ausländischen Menschen lächle ich mit heimlicher, großer Liebe und Bewunderung zu ihnen und ihrem Land, ihrer Sprache und Schönheit. Jede Begegnung ist wertvoll, finde ich.

Dann gibt es in der Liebe auch die Verliebung. Wenn ich verliebt bin, schlägt mein Herz im Hals wie ein Schlagzeug mit Feuerwerksraketen hinauf. Wenn ich von meinem Freund geliebt werde, komme ich mir vor wie ein heißer Teebeutel. Wenn ich meinen schlafenden Freund ansehe, entstehen starke Gefühle, die unbeschreiblich sind. Und ich will ihn ganz stark leicht berühren. Aber ich muss aufpassen, dass er nicht aufwacht.

Anschließend gibt es in der Liebe das Heiraten. Heiraten ist wirklich ganz schön teuer. Und die Vorbereitungen sind auch schwierig. Viermal muss man beim Meldeamt Formulare unterschreiben. Später wird die Verheiratung öffentlich ausgehängt. Damit das alle Menschen wissen.

Der Mann trägt einen eleganten schwarzen Anzug mit einem weißen Hemd und weißen Socken und schwarze Schuhe. Zum Hemd hat er einen Schmetterling oder eine Krawatte. Die Frau muss zuerst in einen Friseurladen gehen. Damit ihre Haare wirklich wunderschön gemacht werden. Dann kauft sie sich ein Brautkleid. Das sie dann anzieht. Der schönste Moment ist der Ehering. Und das Allerschönste ist das große Ja-Wort allgemein oder in der Kirche. Und der Mundkuss zum Abschluss.

7 Anders

Mann und Frau sind anders.

Männer und Frauen haben verschiedene Seiten. Ich könnte rundherum gehen, um sie anzusehen. In vielen Sichtweisen. Von oben bis unten, hinten und vorn, links und rechts. Man kann sehr vieles entdecken.

Frauen schauen ein bisschen anders aus als Männer. Männer sind im Bad schneller. Weil die Frauen sich im Bad auch schminken wollen. Um schön zu sein für die Außenwelt, wenn die einkaufen geht. Natürlich haben Männer und Frauen auch Meinungsverschiedenheiten, verschiedene Gedanken, Geschlechter, Interessen, Gefühle, Körperbau, Kleider, Hemden, Krawatten, Vorlieben, Vorschläge, Freunde, Hobbys, Bücher lesen oder Bergsteigen, andere Geschmäcker. Manchmal auch die gleichen. Wenn ein Liebespaar Lust hat, kann es ab und zu auch Kinder zeugen und bekommen. Es gibt nicht nur Frauen mit Down-Syndrom, sondern auch Männer. Bei einem Liebespaar bin ich immer sehr neugierig, wie sie miteinander umgehen. Nett oder witzig oder nicht. Hin und wieder können die beiden sich nicht einigen, was sie tun wollen. Ja oder Nein. Dann komme ich durcheinander. Wenn zwei sich streiten, dann beschäftigt mich sehr, wie sie sich fühlen. Alle sind anders. Ich mag eigentlich alle Menschen.

Aber welche Menschen ich komisch, seltsam, anders finde, sind die betrunkenen Menschen mit Alkohol. Die nicht wissen, wie man richtig geht. Sie schwanken herum und singen auch laut. Solche Menschen machen mir Angst. Dass sie grob werden. Ich möchte keine Opferin von ihnen sein. Zuerst werde ich schreien und mich wehren, bis es nicht mehr geht. Dann rufe ich die Polizei an. Später werde ich zu den Psychologen gehen, um alles zu erzählen.

Allgemein ist meine Laune immer anders. Oder sehr verschieden. Einmal traurig, zornig, wütend, schlecht, gut, glücklich, verliebt, verlegen. Manchmal geben meine Gefühle zu, dass sie Fehler gemacht haben.

Hin und wieder bin ich mit mir nicht selbst zufrieden. Zum Beispiel wenn ich meine Arbeit schlecht mache. Wenn ich die saubere Küche ansehe, bin ich zufrieden. Ein aufgeräumtes Zimmer ist fein.

Was bei mir auch anders ist, sind meine empfindlichen Ohren. Menschen können laut sein. Sich beschweren, schimpfen, schreien, lachen. Da muss ich meine empfindlichen Ohren oft zuhalten. Früher als Baby und Kind habe ich das Laute überhaupt nicht hören können. Als Kind und Jugendliche bin ich dann immer in meinem Kinderzimmer geblieben. Inzwischen bin ich normale Lautstärke gewöhnt. Ich schalte meinen Kassettenrekorder oder CD-Player mittellaut, angenehm, zimmergerecht ein. Leider habe ich immer noch zu empfindliche Ohren für die Disco. Und oft ist es auch zu laut bei den verschiedenen Festen, Bällen und Feiern. Wenn da sehr viele Gäste und miteinander sprechende Menschen zu sehen sind. Für mich ist die Gesellschaft schon interessant. Aber auch zu laut. Oder ich komme nicht durch, weil es zu viele laute Menschen sind. Deswegen mag ich die Gesellschaft nicht. Aber die Gespräche schon.

Ich habe auch einen empfindlichen Hals. Ich mag kein Kaugummi riechen. Und ich kann es auch nicht mit einem Taschentuch wegmachen. Sonst bekomme ich einen Brechhusten. Das bekomme ich auch bei herumschwimmenden Essensresten und Orangensäften, wenn sie zu frisch gepresst sind. Und auch bei Mülltrennung, Bananenhautfäden und Mandarinen. Wenn jemand neben mir raucht, beißt meine Nase ganz toll. Dann muss ich dauernd daran herumfummeln. Obwohl ich nichts dagegen habe, dass jemand raucht. Auch wenn es ungesund ist für die Menschen und den Kreislauf und die Natur. Viel Erfolg beim Nachdenken.

Meine Augen sind auch anders. Ohne Brille sehe ich schlecht. Weil ich kurzsichtig bin. Ich würde mich freuen, normal zu sehen. Weil ich schlecht sehe, kann ich die kleinsten Schriften nicht gut lesen. Ich muss dann meinen Kopf mit den Augen schief halten, wenn ich mal ein Buch lese im Bett. Bei der Augenvisite muss ich alle Buchstaben von groß bis klein von weitem erkennen und aufsagen. Manchmal ist das nicht einfach. Meine Augen sind schlitzig und braungrün. Das ist das Merkmal vom Down-Syndrom-Gesicht. Wenn man ganz genau in meine Augen schaut, erkennt man die braungrüne Farbe. Ich mag meine Augen. In meinen Augen kann man in mein Herz schauen. Meine Augenblicke können zornig, lieb, nett und traurig sein.

Hin und wieder sind meine Augen feucht. Wenn ich weine. Tränen sind sehr nass. Tränen laufen übers Gesicht hinunter. Man kann aus Liebe weinen oder aus Sehnsucht oder Bauchweh. Tränen können glitzern. Menschen können Tränen wegwischen. Augen können auch anders glänzen. Und sie können vieles sagen.

Hin und wieder sehe ich vor meinen Augen einige kleine gelbliche Blitze. Wenn ich in meinem Kreislauf einen niedrigen Blutdruck bekomme und schwindelig werde.

Für uns alle tut es gut, Ruhe und Schlaf zu haben. Damit wir innerlich tanken können. Weil wir einen klaren Kopf und eine romantische Entspannung brauchen. Und über uns nachdenken, warum wir so gehandelt oder geredet haben. Manchmal tun Offenheit und Wahrheit sehr weh. Aber manchmal muss es leider sein. Hin und wieder tun Offenheit und Wahrheit auch gut. Auch wenn man das Ganze erst einmal verdauen oder verkraften muss. Wir brauchen Ruhe und Nachdenken. Auch den Kreislauf brauchen wir. Der ist lebensnotwendig. Den haben wir bis zum Tod.

Wenn mich jemand komisch anschaut, weiß der nicht, wie meine Seele ist oder wie ich mich dabei fühle. Ich mag das nicht, wenn ich angestarrt werde. Ich spüre die Blicke. Vielleicht soll ich mich halt dran gewöhnen. Aber fein ist das nicht für mich.

Einmal bin ich mit meinem Vater in die Stadt gegangen. Auf der anderen Straßenseite war eine dunkelhäutige Mutter und Tochter. Von weitem haben sie uns schon gesehen, besonders mich. Die Tochter hat begonnen mich auszulachen. Sie hat ihren Finger auf mich gezeigt und gleichzeitig ihren Mund vor lauter Lachen mit der Hand zugehalten. Ihre Mutter hat das auch gemacht. Als wir vorbeigegangen sind, hat die Tochter uns noch hinterhergestarrt. Da hat sich mein Vater so zornig zurückgedreht und das Gleiche gemacht wie sie. Aber er hat es total übertrieben gezeigt. Ich habe ihn weitergezogen, damit er endlich aufhört. Ich habe das von meinem

Vater zum ersten Mal erlebt. Er hat das gemacht, weil er mich schützen wollte. Und weil er auch zornig war.

Viel später einmal, wie ich im Urlaub in einem Wohnheim gelebt habe, hat eine Kollegin ihren Stuhl ganz nah zu mir gestellt. Sie hat sich dann hingesetzt und mich genau angeschaut. Ich habe versucht, einfach wegzuschauen. Aber das war nicht leicht.

Was bin ich? Ich bin kein Baby mehr. Auch ein Affe auf den Bäumen bin ich nicht. Ich bin kein Eichhörnchen, Hase, Fuchs, Fisch, Vogel, keine Meerjungfrau, kein Papst, keine Sängerin, kein Elefant, Krokodil oder Schmetterling. Ich bin keine Mutter, kein Kind, keine Ärztin. Ich bin nicht Doktor Walfisch, Schauspielerin, Profischwimmerin, Hebamme. Ich bin keine Bürgermeisterin oder Päpstin, kein Politiker, kein Flüchtling. Ich bin kein Opa, Vater und keine Oma. Ich bin keine Seegurke. Ich bin keine Haushälterin oder Pianistin. Sondern eine normale erwachsene Frau. Und jetzt muss ich lachen von dieser Aufzählerei.

Warum ich das alles nicht bin? Ich habe keine Lust dazu. Anders zu sein wäre für mich zu stressig. Und ich möchte nicht gern gefährlich sein. Ich will mich nicht in andere Menschen und Tiere verwandeln. Das tut sicher weh. Und ich habe auch Angst davor. Zum Beispiel als Krokodil im Wasser einen Mensch blutig zu verspeisen. Das wäre ganz schlimm. Dann würde ich ein schlechtes Gewissen haben.

Ich beschäftige mich oft mit den allgemeinen Gefühlen der Männer und anderer Mitmenschen. Ich weiß, dass viele Menschen Gefühle haben. Ich mag alle Mitmenschen gern. Aber für mich ist es nicht so einfach, wie die anderen Menschen miteinander umzugehen. Körpersprache und Augenkontakt sind für mich schwierig zu erkennen. Und wie sie sich in Wirklichkeit fühlen.

Es ist ja sehr viel in uns drin. Auch die Gedanken sind frei. Alle haben Gedanken und Gefühle. Gefühle sind sehr empfindlich. Ich habe viele Gedanken um viele Menschen. Das Gedanken-Lesen ist für mich eine super Idee. Mit Gefühlen wäre das auch fein. Für meinen Freund habe ich ganz starke Gefühle. Das sind so starke und zu wilde Gefühle. In meiner Arbeit muss ich das in mir verbergen. Manchmal sind die Gefühle schwarz und grausam. Leider kann man davon auch seelisch krank werden. Oder man bekommt einen Herzfehler. Meine Liebe zum Sänger Joe brennt wie ein Feuer in mir. Aber nicht so stark wie die Liebe zu meinem Freund.

Mein Herz mischt sich oft ungewollt ein. Ich möchte es nicht. Ich versuche immer wieder mein Herz herauszuhalten. Aber meine Gefühle und Gedanken lenken mich genau dorthin.

Hin und wieder toben meine Gefühle in mir. Was soll ich damit tun? Man kann Gefühle aufschreiben. Ich frage mich oft, wie sich die anderen Menschen, Frauen und Männer in Wirklichkeit fühlen.

Es gibt viele Arten von Gedanken und Gefühlen. Gefühle sind einfach da. Wir können sie nicht verstecken. Wie sehr wir es wollen. Ganz tief in uns drin sind die Gefühle und wollen immer herauskommen. Bei mir brechen sie aus, wenn ich ganz alleine in meinem Zimmer auf meinem Bett bin. Dann vermisse ich meinen Freund zu sehr. Ich weine mich in mein Kissen. Manchmal gehen meine Gefühle in die falsche Richtung. Die ich nicht möchte. Aber ich kann sie leider nicht rechtzeitig stoppen oder verbieten oder lenken, wohin sie gehen sollen.

Mein Herz ist oft durcheinander mit anderen und meinen eigenen Gefühlen und Gedanken. Voll Reue, Trauer, schuldig, einfühlsam, ungerecht, Eifersucht, verletzlich, aufbrausend, zornig, wütend, lieb, verliebt, zärtlich, zu stark verliebt, hin und her gerissen, unentschieden. Ich weiß nicht, was ich tun, handeln, sagen soll. Ob das vielleicht jemanden verletzen würde. Ich habe oft Angst, etwas falsch zu machen.

Ich weiß auch, dass ich hin und wieder einen Dickkopf habe. Obwohl ich es nicht will. Ich bin manchmal wirklich durcheinander mit mir.

Ich bin so. Nicht anders. Vielleicht bin ich einfach besonders anders normal.

8 NATUR

Wenn alle Blumen blühen wollen, ist es im Frühling wunderschön im Garten. Alles hat verschiedene Farben. Kirschblüten, Äpfel, Birnenknospen springen auf. Und auch die vielen Sträucher werden bunt. Der Flieder wird weiß und lila. Das gefällt mir sehr gut. Das ergibt auch viele Frühlingsgefühle.

Die Menschen, die dichten und reimen können, finde ich ganz fein. Diese Gabe hat nicht jeder. Wenn ich so eine Gabe hätte, dann würde ich über die Blumen und die Naturlandschaften dichten. Und über Sonne, Meer und Tiere. Poesie ist für mich sehr dichterisch. Manche Menschen schreiben Gedichte. Manche Menschen können mit Gedichten Bücher machen. Andere Leute vertonen auch Gedichte in die Musikwerke. Und das sind die Musiker.

Ein Lied von Frühling und Natur ist «Im Frühjahr zu Berge wir gehn, fallera». Das singt man beim Wandern. Hin und wieder mache ich mit meinen Eltern einen Ausflug in die Berge. Was ich vom Bergsteigen und mir halte? Ich weiß nur, dass es für mich gesund ist. Für meine Lungen und für meinen Körper. Wenn meine Eltern bei den steilen Bergwegen ganz voran gehen, dann bin ich immer die Letzte. Es ist so: Manchmal sind die Schnürsenkel von meinen Bergschuhen locker und gehen immer wieder auf. Dann muss ich eben stehenbleiben und sie wieder fest zubinden. Oder mir ist zu kalt und zu warm. Dann ziehe ich die Jacke an und wieder aus. Anschließend muss ich mit meinen Eltern die steilen Bergwege hinauf hinterhergehen. Sonst bekomme ich keine Wurstbrote und Himbeersaft mehr. Weil mein Vater den Rucksack trägt. Mit all dem Essen drin. Er ist immer weit voraus. Hin und wieder frage ich nach, wie weit es noch ist. Oder ich sage, sie sollen auf mich warten. Ich mag keine steilen Bergwege gehen. Für mich ist das sehr anstrengend. Und ich komme ins Schnaufen. Die armen Eltern müssen warten, bis ich bei ihnen bin. «Warum hat das so lange gedauert bei dir?», fragen sie dann. Warten mögen sie gar nicht gerne. Manchmal bleibe ich stehen, um etwas zu trinken, und suche nach meiner zweiten Trinkflasche. Und dann geht es weiter. Bis wir einen netten Picknickplatz gefunden haben. Dort genießen wir unser Mittagessen.

Anschließend gehe ich viel lieber den Berg hinunter. Zum Schluss wenn wir nach Hause fahren, schlafe ich ein. Aus mir wird keine Bergsteigerin.

Aber einmal habe ich mir eine Geschichte ausgedacht von einer Bergsteigerin. Die sehr gerne in die Berge gehen möchte. Um die Landschaft anzuschauen. Sie ist mittelgroß, hat mittellange Haare und trägt eine schwarze Hose und einen pinken Pulli. Aus ihrem Schrank holt sie einen alten Rucksack heraus. In den Rucksack tut sie eine mittelgroße orange Decke, Wurstbrote, Obst, eine Flasche Wein, Kaminwurze mit leeren Semmeln, Kekse, Schokolade, Sonnencreme, Windjacke. Sie freut sich sehr auf die Berge und auf die Natur. Wie sie mit der Gondelbahn oben angekommen ist, bestaunt sie alles. Im hellblauen Himmel scheint die Sonne sehr hell. Und die Vögel zwitschern. Die Landschaft ist wunderschön mit einer hellgrünen Wiese. Es gibt viele bunte Blumen und

Quittensträucher. Unter einem Quittenstrauch breitet sie ihre Decke aus. Und macht es sich gemütlich. Dann holt sie Wurstbrote, Wein, Obst, Kaminwurze, Semmeln, Schokolade, Kekse, Sonnencreme aus dem Rucksack. Und genießt das Picknick. Nach dem Picknick hört sie auf einmal ein Gewitter, deswegen packt sie alles schnell wieder ein. Und geht heim.

Hin und wieder denke ich auch über das Weltall über mir nach. Ich finde diesen Titel «Das Weltall» viel besser als nur das All über mir. Das Weltall würde sich rundherum um mich drehen und glitzern. Ich glaube, dass das Weltall eine sehr große Kugel ist. Diese Kugel auf meinem Kopf wäre mir zu schwer zu tragen. Zum Glück schwebt das Weltall in der Luft herum. Mit allen Planeten und Sternen. Die mag ich sehr gerne, weil sie so schön funkeln. Den hellen Mond mag ich leider nicht, wenn er voll wird. Aber schön ist er allgemein schon. Mein Sternzeichen ist Schütze. Und mein Planet ist der Jupiter, der mit vielen Kratern übersät ist. Anfassen würde ich ihn nicht, weil er feuerheiß oder eiskalt ist. Am Himmel sind immer verschiedene Farbtöne zu sehen. Die von der Sonne und den Wolken ausgehen. Wenn die Sonne den Himmel bunt und romantisch in rosa färbt. Das finde ich zu schön. Manchmal ist die Sonne mit dem Sonnenaufgang hinter dem Meer auch rubinrot. Oder mit dem Sonnenuntergang. Das sieht aus wie Feuer. Die Farbe von Feuer gefällt mir gut. Aber das Feuer kann wirklich alles sein. Und sehr gefährlich. Man kann sich damit verbrennen und eine Kerze anzünden. Oder den Ofen heizen. Auch beim Backen und Kochen braucht es Feuer. Aber leider können Tiere und Menschen im Feuer auch verbrennen und sterben. Und Häuser und Ställe stehen dann unter Brand. Und das ist sehr schlimm. Wie man so was liest, kann das Feuer ganz bestimmt gefährlich sein. Die Feuerflammen werden immer größer und breiter. Auch der Wald könnte anfangen zu brennen.

Ich liebe meinen Partner so leidenschaftlich stark wie ein wildes Feuer.

Hin und wieder denke ich zur Entspannung auch eine Phantasiereise aus: Willst du mit mir in meiner Phantasie eine Reise machen? Dann schließ deine Augen auf dem weichen Bett. Dann kommen Phantasiegestalten vor deine zuckenden Augen. Merkst du es? Genieß es einfach. Also, ich fang mal an. Zuerst mache ich noch Entspannungsmusik mit Natur und Wassergeräuschen im Hintergrund an. Siehst du dann vielleicht den Strand mit dem Wellenrauschen von dem Meer aus? Hörst du dieses Rauschen? Vielleicht hörst du auch die Stimmen von den Meerjungfrauen, die unter dem Meer Lieder singen. Ab und zu springen Delfine aus dem Wasser und tauchen wieder ein. Vielleicht hörst du ihr Lachen. Ganz in der Ferne hinter dem Meer gibt es eine ungewöhnliche Stadt. Dort leben sehr viele Phantasiemenschen. Diese Phantasiemenschen trinken sehr gerne Alkohol und ungewöhnliche Säfte. Ihre Stadt ist wirklich bunt. Diese Menschen schauen mittelgroß und dunkelhäutig aus. Ihre Hüte werfen sie gerne in den Himmel. In dieser Stadt gibt es natürlich auch Lebensmittelgeschäfte und Eis. Hast du jetzt Lust, etwas anderes hinter deinen Augen zu sehen? Dann komm mal mit hinauf in die Berge. Dazu hören wir eine andere Naturmusik im Hintergrund. Es gibt viele Wanderwege und Bergseen. Wir treffen ein paar Tiere und raten mit den Kindern: Wer macht Muh, wer grunzt, wiehert, blökt, pfeift, schreit, krächzt. Wir können natürlich auch picknicken und Blumen pflücken. Und die warmen Sonnenstrahlen genießen. Bei einem der Bergseen stimmt etwas nicht. Dort ist das Schwimmen total verboten. In der Unterwasserwelt in diesem See leben giftige Schlangen. Diese Schlangen können einen Menschen beißen. Auch Krokodile leben dort und ernähren sich von Menschenfleisch.

Sollen wir besser woandershin reisen? Zum Beispiel zum Strand, wo es nicht gefährlich ist. Wo wir mit Sand spielen können. Außerdem gibt es viele Sonnenschirme, Liegen, weiße Tische. Die Eltern dürfen in Ruhe Bücher und Zeitungen lesen. Der Strandsand ist heiß. Aber es geht. Man kann am Strand entlang einen Spaziergang machen. Jetzt hörst du im Hintergrund wieder die Musik mit Wellenrauschen und Möwenschreien. Und wie das Wetter wunderschön ist.

Ich mag die Natur pur. In der Schule mochte ich Naturkunde sehr gern. Dort hatten wir eine nette Lehrerin. Einmal wollte die Lehrerin uns prüfen. Keiner meiner Mitschüler wollte sich prüfen lassen. Ich war die Ausnahme, weil ich meine Hand aufgehoben hatte. Die anderen Mitschüler haben mich nur angeschaut. Und auch das überraschte Gesicht von der Lehrerin.

Lehrerin: Also, Verena, was blüht alles in deinem Garten?
Verena: In unserem Garten blühen der Fliederstrauch, der Quittenstrauch, bunte Blumen, Schneeglöckchen, Kirschblüten, Äpfel, Pflaumen, Marillen.
Lehrerin: Bitte erzähl mir von dem Leben der Regenwürmer.
Verena: Ganz tief in der Erde wohnen die Regenwürmer. Wenn sie sich paaren, dann werfen sie kleine Regenwürm-

chen. Aber wenn ein Regentag ist, dann kriegen die Regenwürmer keine Luft mehr. Deswegen kriechen sie aus ihren tiefen Löchern heraus, um Luft zu schnappen. Obwohl sie spüren, dass sie wegen den verschiedenen hungrigen Vögeln in Gefahr sind, aufgefressen zu werden. Auch für die Erde und den Kompost sind die Regenwürmer gut. Sie kriechen ganz langsam dahin. Im Monat Sommer müssen die Regenwürmer leider unter der heißesten Sonne vertrocknen, die Armen.

Lehrerin: Und was weißt du über das Leben der Schmetterlinge?

Verena: Ich weiß alles von dem ganzen Ablauf von der Raupe, Puppe und Schmetterling. Zuerst ist das Schmetterlingskind eine Raupe, die von den Eltern zu einer Puppe ernährt und groß erzogen wird. Bald darauf wird sie von den Eltern in einem Baum an einer Astgabel mit einem Kokonfaden aufgehängt. In dem Kokongehäuse ist die Puppe nicht untätig. Sie schaukelt sich hin und her. Bis sie zu einem wunderschönen Schmetterling wird und fliegt.

Es gibt viele Schmetterlinge im Sommer. Aber in den anderen Monaten ist Natur auch ein Thema für die Menschen. Viele gärtnern gern. Meine Mutter liebt ihren Garten und andere Gärten und Blumen sehr. Mir ist es im Sommer im Garten zu heiß. Mein Vater setzt dann seinen Hut auf und mäht gerne Rasen und hackt später Holz für den Winter. Ab und zu soll ich mit ihm Holz stapeln. Das tue ich nicht so gerne. Wege fegen im Herbst mag ich auch nicht. Meine Eltern sagen dann, dass es auch mein Garten ist. Aber die Blätter fallen immer wieder herunter.

Meine Tante und ihr Mann leben mit wunderschönen Blumen, Rosensträuchern, Weinreben und Olivenbäumen in der Toskana. Hin und wieder fahren wir zur Olivenernte zu ihnen. Meine andere Oma hatte früher ein Apfelgut in Neumarkt. Dort war jedes Jahr Äpfelklauben angesagt. Meine Oma hat dann einen Tag vorher das viele Mittagessen für die Helfer gekocht. Hoffentlich hat man mit dem Wetter Glück. Wir müssen lange mit dem Auto ziemlich weit fahren. Wie wir ankommen, nehmen wir jeder eine alte Schürze und Kiste und eine tragbare Tasche, und dann stürzen wir uns in die Apfelbaumreihen. Die Äpfel sollen nicht zu klein und zu grün und zu groß sein. Ein schöner roter Apfel muss es sein. Die Männer stehen auf den Leitern. Ich stehe unten, wo man leichter an die Äpfel kommt. Wir pflücken und pflücken. Und wenn die Schürzen und Taschen voll sind, tut man alles in eine große Kiste. Oftmals ist es heiß. Mein Vater hat einen Hut auf, wie der Opa früher auch. Nach dem Essen döst mein Vater ein Schläfchen. Und wir schwatzen miteinander. Allerhand kann man mit Äpfeln machen. Zum Beispiel Apfelsaft, Kompott, Torten, Strudel, Apfelküchle. Man muss aber lange pflücken. Abends ist es anstrengend am Handgelenk. Manchmal freue ich mich auf ein baldiges Wiedersehen.

Allgemein gefällt mir die Natur in den Monaten Frühling und Herbst sehr. Der Herbst ist bunt und auch kahl die Bäume. Herbstblätter finde ich sehr nett. Ich gehe gerne mit den Füßen in die Blätterhaufen. Das raschelt schön. Wenn die Blätter unter meinen Füßen sind, haben die Bäume keine Blätter mehr.

9 WINTER

Winter ist mein Lieblingsmonat. Im Dezember habe ich Geburtstag, Weihnachten und Silvester. Der Monat Winter ist für mich aber auch eher kalt. Besonders der Wind. Wenn es wirklich kalt ist, dann ziehe ich lieber die Handschuhe an. Ich kriege meistens rote Ohren. Ab und zu tränen meine Augen und Nase. Wenn es unbedingt sein muss, ziehe ich auch einen Schal an. Obwohl mich das stört. Auch Wollmützen finde ich wirklich lästig.

Was ich sehr nett finde, ist das Knirschen unter meinen Schuhen bei der Schneewanderung. Das hört sich in meinen Ohren schön an. Aber Eis allein ist auf der Straße rutschig. Ich muss dann sehr gut aufpassen, dass ich nicht falle. Man kann vor Eis auch erstarren.

Auf den Bergen liegt im Winter immer Schnee. Schneelawinen mag ich nicht. Davon kann man sogar sterben in den Bergen. Aber meistens passiert nichts. Und mit dem Schnee kann man sehr nette Abenteuer machen: Skifahren, Rodeln, Eislaufen und Eisstockschießen, Schneemänner und Iglus und Tunnel und Schneebälle bauen. Schneeballschlacht nicht vergessen. Während der Schneeballschlacht geht es bei den Jugendlichen wild zu. Sie bewerfen sich und reiben sich mit Schnee ein.

In meinen jüngeren Jahren fand ich das lustiger.

Vom Amateursportverein und der freiwilligen Feuerwehr

wird immer im Winter ein Rodelrennen organisiert. Von jedem Südtiroler Bezirk ist eine Gruppe mit dem Bus gekommen. Wir begrüßen uns gegenseitig vor dem Gasthaus Sonne und bekommen die Startnummern. Ich bin die Startnummer 2. Jeder von uns darf einen Feuerwehrmann als Begleitung aussuchen. Sie rodeln mit uns um die Wette. Das ist sehr lustig und wir juchzen. Und die Zuschauer spornen uns lauthals an. Mir gefällt das alles sehr gut. Nach dem Rennen bekommen wir von den Feuerwehrmännern Würste, Brote, Senf, Tee, Saft und Wein und zum Abendessen im Gasthaus ein großes buntes Salatbuffet, Lasagne und Schokoladenpudding. Im Hintergrund hören wir Musik. Und ein paar von uns tanzen. Inzwischen organisieren die Organisatoren alles für die Preisverteilung: ein Podium und einen langen Tisch mit vielen Medaillen und Pokalen. Auch die Musikkapelle ist gekommen, um ein paar Lieder zu spielen. Drei von uns dirigieren die Musikkapelle. Das sieht lustig aus. Dann gibt es eine Rede mit Dank an die Chefitäten und Arbeitskollegen, Schaffner, Polizisten, Sesselliftleute, Musiker, Stars und Sänger. Es ist immer wieder spannend, welche Plätze wir gemacht haben. Ich war nicht enttäuscht über den 19. Platz. Ich bin eine gemütliche Rodlerin.

Einmal habe ich sogar bei den Special Olympics teilgenommen. Bei der Eröffnung bekamen wir bunte Luftballons in die Hände und ließen sie aus Freundschaft in den Himmel hinaufsteigen. Danach umarmten, küssten, jodelten und tanzten wir zum olympischen Feuer. Bis ein Athlet die Freudentränen bekam und ich auch.

Anschließend ging es mit den Skiern auf die Piste. Dort wärmten wir uns auf. Wir kurvten hinter dem Trainer und dem gut aussehenden Betreuer her. Später beim Start wurde ich nervös. Es ging runter mit Anfeuerungsrufen. Ich holte zweimal Gold und eine Silberne für Riesentorlauf und Abfahrt. Am nächsten Tag gab es noch Slalom. Aber leider verfehlte ich eine Torstange und wurde disqualifiziert.

Im Winter finde ich besonders die Adventszeit wunderschön. Wenn es in der Stadt romantisch weiß schneit. Dann liegt glitzernder Schnee auf den Dächern und auf der Erde. Anschließend gefällt mir dieser Monat am besten, weil die Weihnachtsbeleuchtung auf den Weihnachtsmärkten und den Christbäumen glitzert. Am liebsten mag ich die Weihnachtsgeschichten auf Kassetten. Natürlich höre ich auch weihnachtliche CDs oder hin und wieder Schallplatten. Mir gefallen der Adventskranz, die leuchtenden Kerzen, die weihnachtlichen Bücher und Schokoladenkalender. In dieser Zeit warten wir gemeinsam auf Gott. Und ich freue mich auf die Geschenke unter dem Weihnachtsbaum zu Hause.

Letzten Winter waren an unserem Stadtplatz Dreharbeiten für den Kinofilm «Hexe Lilli rettet Weihnachten». Alles war zu einer Filmkulisse gestaltet. Der Christbaum war wirklich sehr hell beleuchtet. Und an der Weinstube hingen grelle blaugelbe blinkende Sterne. Auch an die Apotheke am Stadtplatz und den Zwölferturm haben sie weihnachtliche Lichter gemacht. Außerdem gab es bei den Dreharbeiten eine Bühne, falschen Schnee, sehr hübsch all geschmückte Weihnachtsmarktstände, Trennwände und hölzerne bunte Karusselle. Nur einmal habe ich einen richtigen Schauspieler vor der Weinstube gesehen, sonst nicht. Aber es gab immer viele Zuschauer. Und Aufpasserinnen. Damit wir nicht in die Dreharbeiten laufen.

Jedes Jahr gibt es bei uns im Südtirol vor dem Nikolaus den Krampus-Teufeltag. Das ist ein Brauch mit Schreckgestalten. Ganz viele Menschen kommen zusammen. Begleitet wird der Krampus von Mohren und Engeln. Sie tragen wilde schwarze und graue Perücken mit Hörnern, pechschwarze Pullis und rote Hosen und schwarze Schuhe. In ihren Händen tragen sie Ruten. Nur ledige Männer und Jungen dürfen da mitmachen. Auf dem Krampuswagen haben sie einen Schmiedeblock und hauen mit dem Hammer auf einem Eisenstück rummwumm.

Bei dem Umzug sind auch Polizisten zum Schutz anwesend. Manchmal schreien die Krampus-Teufel und schlagen mit ihren Ruten auf junge Menschen ein. Das ist ein Fangspiel. Wenn die jungen Menschen die Krampus-Teufel ärgern. Dann geht es mit dem Wettlauf los. In der Zwischenzeit verteilt der Nikolaus mit den Mohren kleine Geschenke. Es ist besser, wenn man keine helle Kleidung trägt bei dem Umzug. Sonst wird man sehr pechschwarz an Ohren, Haaren, Hosen, Pulli. Es kann auch passieren, dass ihr in Krampus-Teufels Karren kommt. Darin werdet ihr durchgerüttelt. Krampus-Teufel haben aber auch gewisse Regeln, die sie einhalten sollen. Sie dürfen die Zuschauer nur an der Nase schwarz machen. Wenn sie sich nicht daran halten und noch wilder herumschlagen, dann schreiten die Polizisten ein. Zum Schluss feiern die Krampus-Teufel in einer Disco unter sich weiter.

Anschließend ist für mich immer wieder super, meinen Geburtstag am 8. Dezember zu feiern. Keiner glaubt mir, dass ich 37 Jahre alt geworden bin. Viele Menschen sagen, dass ich sehr jung aussehe. Am Geburtstag in der Früh mache ich mich hübsch. Danach schalte ich mein Handy ein. Im sonnigen Wohnzimmer genieße ich mein Vollkornbrot mit Butter und Schokohonigmilch. Gleichzeitig gratulieren meine Freunde per SMS. Danach bette ich mein Bett auf und begleite meine Mutter zur Bäckerei. Zur Mittagszeit kommen meine Verwandten. Wir haben Lasagne, Sahneroulade, Kekse und Schokoladenmousse zum Essen. Alle Geburtstagsgäste und ich warten gespannt auf meine Geschenke. Ich habe einen Turnball, zwei DVDs, drei Gutscheine, viele Kuverte mit Briefpapier, einen Kalender und eine kleine Laterne bekommen. Bei der Feier haben wir sehr viel Spaß gemacht. Meine Tante hat laut ein Gedicht über mich vorgelesen. Das war sehr nett. Von nah und fern haben alle auf Handy oder Fixtelefon gratuliert.

Auch am Heiligen Abend ist bei uns immer etwas los. Man muss vieles vorbereiten. Ich gehe zum Beispiel zuerst mit meiner Mutter einkaufen. Danach besorgen mein Vater und ich einen Christbaum. Meine Mutter und meine Nichten haben inzwischen die Krippe aufgestellt. Danach schmückt meine Mutter den Christbaum. Inzwischen habe ich meine Weihnachtsgeschenke gebastelt, gekauft, eingepackt. Dabei höre ich Weihnachtsgeschichten auf Kassetten. Nach dem Abendessen kommen die Verwandten vom oberen Stock hinunter. Und wir beschenken uns alle gegenseitig. Ich habe die Serienbox von «Twilight», Entspannungsmusik mit Wasser, ein grünes Handy, einen Hunderteuroschein mit Knusperjoghurt, eine neue Brille, ein fünftägiges Treffen mit meinem Freund und eine grüne Steckdose mit Aufladegerät bekommen.

Aber vorher war die Adventszeit auch eine stille Zeit. Wenn man nur den Schnee hört. Wenn es keine Musik gibt, ist es sehr still. In meinem Zimmer oder im Haus. Nach meiner Meinung kann man auch still miteinander reden. Auch die Luft ist eine Stille. Man hört nichts davon. Man kann sich von dieser Stille einfangen lassen. Die Stille kann jemandem sehr gut tun. In einem sehr leeren Zimmer ist es auch sehr ruhig. Man kann im Stillen ganz stark traurig werden.

Zum Beispiel stelle ich mir vor, dass für all die Menschen, die keine Familie haben oder auf der Straße leben, das Weihnachtsfest traurig ist. Wenn die Menschen leider keine Familie haben, dann sind sie allein und einsam. Es ist eine traurige Geschichte, auf der Straße zu leben. Dort braucht man keinen Christbaum. Vielleicht können sie Kerzen anzünden und auf den Rinnsteinen der Straßen aufstellen. Dann schaut das für mich romantisch aus, wenn es dunkel ist.

Ich glaube nicht, dass diese Menschen Weihnachten feiern werden.

Weihnachten auf den Straßen ist sehr bitter, kalt und mitleidig. Und es ist sicher nicht nett, auf oder neben den Straßen zu leben. Andere Menschen wohnen unter Brücken. Manche schlafen auch auf Bänken. Für mich wäre das viel zu kalt, nass und sehr hart. Auch für die vielen Mitmenschen mit Kindern, die ihre Heimat zurücklassen müssen, ist es schrecklich. Ich denke, dass sie Heimweh haben. Ich würde den Menschen gerne ein Weihnachtsfest in meiner Wohnung organisieren. Sie sollen auch Geschenke und warme Kleidung bekommen. Und Spielzeuge und Handys. In meiner Wohnung können sie in einem großen Schlafzimmer übernachten. Wenn sie wollen, können sie mir beim Haushalt helfen. Wenn sie Hunger bekommen, dann kriegen sie etwas zum Essen.

Ab und an denke ich über Wunder nach und was das bedeutet. Zum Beispiel was Gottes Sohn gemacht hat. Er hat armen Menschen geholfen und sie geheilt. Seine Taten waren Wunder. Auch wie er in den Himmel emporgehoben wird. Ich frage mich, wie man durchsichtig bei den Menschen da sein kann. Und durch zue Türen unsichtbar ins Zimmer kommt. Es gibt viele Arten von Wundern. Ein Wunder ist etwas ganz Seltsames. Zum Beispiel ein Lichtstrahl, der aus den Händen kommt. Oder die unsichtbare Energie in der Natur. Die einzelnen Funktionen in unseren Körpern sind Wunder. Und wie der Körper genau arbeitet. Und was er uns sagen möchte. Es ist ein Wunder, wie eine Raupe zu einem Schmetterling wird. Und wie ein Baby zur Welt kommt. Manche Komponisten waren früher Wunderkinder. Zum Beispiel Franz Liszt und Schubert, Mozart und Clara Schumann. Für mich ist es ein Wunder, wenn kleine Komponisten mit zuen Augen Klavier spielen.

Am Silvestertag gibt es im Fernsehen die Rede von Angela Merkel. Wir haben es am Silvestertag gut. In der Mittagszeit kommt meine Oma mit ihrer Pflegerin zum Essen. Am Abend machen wir es uns hinter dem Ofen gemütlich. Meine Mutter geht schlafen. Mein Vater und ich schauen den musikalischen «Musikantenstadl» bis Mitternacht. Dann gratulieren wir uns. Vor dem Schlafengehen feiere ich in meinem Zimmer selbst weiter.

Für das neue Jahr wünsche ich mir einen sehr guten Zusammenhalt, Freude, Hilfsbereitschaft auf der Arbeit und überall. Und mal wirklich Frieden! Ich wünsche Flüchtlinge in unserer Heimat aufzunehmen. Es wäre wirklich nett, wenn die Menschen viel netter zueinander sein könnten. Allgemein wünsche ich mir nicht so viele Reibereien in der Menschlichkeit. Anschließend wünsche ich mir in meiner Beziehung, dass mein Partner und ich sehr lange zusammenbleiben. Und dass wir viel Spaß miteinander haben. Für das neue Jahr wünsche ich mir, dass es friedlich zugeht in der Welt. Aber leider ist das manchmal schwer zu organisieren.

10 ZUKUNFT

Ich habe Wünsche tief in mir drinnen. So wie du.

Es sind sehr viele Wünsche. Die manchmal in Erfüllung gehen. Und manche nicht.

Ich sehe meine Zukunft vor meinen Augen. Sie ist anders. Vielleicht werde ich in einer Wohngemeinschaft leben. Es wär sehr nett, eine wirklich sympathische Mitbewohnerin zu haben. Oder die Möglichkeit, dass ich in einer betreuten Sozialwohnung wohnen würde. Mit einer Freundin dazu. Die mir helfen würde, was ich nicht kann. Manchmal wäre es fein, wenn ein Betreuer käme, um nachzuschauen, wie es uns geht. Oder ob wir Hilfe brauchen. Zum Beispiel würde ich Kochen, Waschen, Bankgeschäfte mit dem Betreuer zusammen machen. Bei der Bedienung von der Waschmaschine und dem Herd und bei den Geldgeschäften könnte er für mich nützlich sein. Vielleicht könnte ich beim Betreuer auch Hemden bügeln lernen. Und Löcher in meinen Socken von ihm flicken lassen. Das würde ich super finden.

Manchmal macht mich die Zukunft auch sehr traurig. Weil ich meinen Partner ganz stark vermissen müsste. Wenn wir uns nie mehr sehen. Dann würde ich weinen. Eigentlich möchte ich bei dem Thema viel lieber positiv denken. Und besser nach vorne schauen. Manchmal ist die Zukunft auch schön. Mal schauen, was meine Zukunft alles machen kann. Wahrscheinlich werde ich für immer im Sozialzentrum wohnen. In dieser Zeit werde ich selbstständiger. Vielleicht werde ich so selbstständig, dass ich eine richtige Wohnung bekomme. Ganz alleine wohnen würde ich nicht schaffen.

Aber schon die Vorstellung, von meinen Eltern wegzuziehen, tut mir schrecklich weh. Dann würde ich sie weinend ganz stark umarmen. Das wird sicher nicht so einfach. Begeistert werde ich leider nicht sein, wenn dieser Tag einmal kommen wird. Und meine Eltern auch nicht. Aber ich freue mich auf meine Freunde im Sozialzentrum.

Meinen Partner und seine allgemeine Liebe würde ich in meiner Zukunft niemals vergessen. Ich will ihn immer ganz stark lieben im Herzen. Auch in der Zeit in der Zukunft werde ich mich um ihn kümmern. Wenn es funktioniert, würde ich meinen Partner auch in meine eigene Wohnung einladen. Wenn meine Freundin oder Mitbewohnerin das erlaubt und ihn akzeptiert, wie er ist.

Meine Traumwohnung sollte sehr gemütlich sein. Ich würde gerne mit einer netten Frau zusammen wohnen. Damit wir uns gegenseitig helfen können. In der Traumwohnung soll es drei frühlingsfarbene Teppiche geben. Und der Boden soll hellbraun aus Holz sein. Im Wohnzimmer steht ein breites, ausdehnbares rotes Sofa. Und ein hellgrüner Massagestuhl. Dann gibt es dort noch eine Dalmatiner-Eckbank mit vier Kissen. An einem viereckigen Tisch. Dahinter soll wie bei meinen Eltern auch ein gemütlicher dunkelgrüner Ofen sein. Und ein weißes kleines Kätzchen mit braunen Augen soll bei uns wohnen. Ihr Schlafplatz wäre der Ofen. Mit einem Kissen.

Es wäre auch nett, wenn ich einen Wintergarten hätte. Für die bunten Blumen. Im Wohnzimmer soll es einen Fernseher und Bücherregale mit bunten Büchern geben. Und einen

DVD-Player neben dem Fernseher. Und auch mehrere bunte DVD-Filme.

Im Bad gibt es eine silbrige Dusche. Mit einem breiten weißen Vorhang umgeben. Dann auch zwei weiße Waschbecken und Klos. Am Waschbecken soll ein Seifenhalter sein. Der Badboden wäre hellblau ganz nett. Mit drei rotorangen runden Teppichen. Natürlich braucht das Bad auch viele bunte Handtücher. Zum Beispiel in lila, rosa, hellgrün, orange. Und Waschlappen in rot, gelb, türkis, pink.

In meinem Traumschlafzimmer wollte ich schon immer ein Wasserhimmelbett mit spitzen weißen Vorhängen haben. Der Bettüberzug soll hellblau und rosa sein.

Der Kleiderschrank, wo ich und meine Freundin unsere Kleidung hineintun, hat verschiedene Schubladen. Meine Schubladen sind links. Und die andere Hälfte gehört der Freundin. Im Türschrank sollen zwei aufrechte durchsichtige Spiegel sein. Und auch im Schlafzimmer soll ein Bad sein. Mit Spiegeln. Damit wir uns sehen können. Ganz bestimmt soll auch eine Whirlpoolbadewanne im Bad sein. Daneben liegen ein paar dunkelblaue wollige Teppiche. Neben dem Himmelbett sollen hellblaue Teppiche liegen. Und ich möchte sehr gerne sonnige Vorhänge haben.

In meiner Traumwelt gibt es auch einen Garten. Mit sehr vielen bunten Blumen und Sträuchern. Mit Sonnenblumen, Vergissmeinnicht, wildem Wein, Rosen, Veilchen, Quittensträuchern, einem Tisch und vier weißen, hellgrünen Lehnstühlen. Man kann auch auf der Gartenwiese picknicken. Bei den blühenden Sträuchern. In meinem Garten leben viele Katzenwelpen. Und Hundewelpen. Sie spielen miteinander. Das Katzenweibchen paart sich mit einem Hundemännchen.

Sie sind verliebt. Davon bekommen sie kleine Hundekatzenwelpen. Drei Mädchen und drei Jungs. Miteinander spielen sie Verstecken und Fangen oder mit bunten Bällen.

Auf meinem weißen Gartentisch liegen bunte Holzfarben, mit vielen Farbpaletten. Und da steht eine gläserne Vase mit einem bunten Blumenstrauß drin.

In den Himmel steigen bunte Luftballons und von der Disco bunte Scheinwerfer und Bühnenlichter auf und aus. Und ein Regenbogen mit allen Farben. Wir Menschen tragen viele bunte Kleider und Schuhe. Und unsere Haare können wir beim Friseurladen färben lassen. Es gibt alles nur in Bunt.

Hin und wieder denke ich, in meinem Lebensweg liegen unterwegs viele Steine. Mit diesen Steinen meine ich allgemeine Situationen, Lagen, Probleme, Meinungsverschiedenheiten. Ich stolpere darüber hinweg. Ich muss bei diesem Fall sehr gut aufpassen. Dann schlingert mein Weg sich in verschiedenen Arten und Orten. Neben meinem Weg gibt es Sonnenblumen, Maiglöckchen, Tulpen und Rosen zu sehen. Ich weiß noch nicht, in welche Richtung mein Weg in die Zukunft geht. Und welche Menschen ich dann treffe. Ich glaube, dass dieser Weg mich führen wird. Ganz weit weg oder nah an diesem bunten Lebensweg gibt es ein hübsches Dorf. Dieses Dorf ist sehr nett und mittelgroß. Dort leben nur Menschen mit verschiedenen Schwierigkeiten. Die sich gegenseitig helfen. Ganz allein mit ihren Freunden. Alle sind verschieden groß. In diesem Dorf gibt es Lebensmittelgeschäfte, Gärtnereien, eine Apotheke, eine Tischlerei, Spielzeug, Musikgeschäfte und Bars. Die Menschen mit verschiedenen Lernschwierigkeiten arbeiten dort fest. Es gibt auch einen gerechten Lohn für sie.

Mein Weg geht dorthin weiter. Bis zum Sonnenuntergang. Es gibt doch sehr wenig Hindernisse auf dem Weg.

Manchmal treffe ich ein paar Menschen.

Karlheinz Böhm würde ich zum Beispiel gern mal treffen. Und mit ihm Pizza essen. Ich finde ihn super, weil er mit ausländischen Menschen arbeitet. Er hat die Hilfe «Menschen für Menschen» gegründet. Das finde ich wirklich nett. Auch dass er eine ausländische Frau hat. Ich habe mich immer an Menschen mit dunkler Haut sehr fasziniert. Jedes Jahr zur Weihnachtszeit schaue ich im Fernsehen auch die Heimatfilme von der jungen Kaiserin Sissi mit dem Kaiser Karlheinz Böhm.

Beim Pizzaessen mit ihm würde ich mich bekannt machen. Das geht so:

– Grüß Gott, ich heiße Verena Turin.
– Grüß Gott, Frau Turin. Ich heiße Karlheinz Böhm.
– Welche Hobbys haben Sie?
– Ja, viele. Und Sie?
– Ja. Welche Musik und Bücher mögen Sie am liebsten?
– Mal überlegen. Mögen Sie Musik, Frau Turin?
– Ja, sehr gern.

Danach geben wir uns die Hände. Ich finde ihn super.

11 WELT

Die Welt ist so entstanden, dass wir früher Affen im Wald waren. Dann sind wir Steinzeitmenschen geworden. Anschließend hat Gott die Welt erschaffen und alle Lebewesen im Paradies Garten Eden. Und am vorletzten Tag Adam und Eva. Im Bauch von Eva hatte schon das Leben von zwei Söhnen begonnen. Das finde ich super. Dann sind mehr Menschen entstanden. Beim Turm von Babel hat Gott all den Arbeitern verschiedene Sprachen verpasst. So sind die Menschen zu anderen Ländern und Kontinenten geworden. Dazwischen war auch das Meer. Vom ersten Tag waren am Himmel die Sterne, Sonne, Mond, Nacht, Tag, Planeten. Ich finde diese Welt wunderschön. Besonders die Sonnenaufgänge und Sonnenuntergänge hinter dem Meer. Von diesem Ausblick zum Meer mit roter Sonne bin ich ganz fasziniert. Da muss ich immer Fotos machen.

Von kleinen, neuen Babys bin ich auch immer wirklich fasziniert. Wenn sie in ihren Kinderwagen liegen. Am liebsten mag ich dunkelhäutige Babys. Aber auch andere. Einmal habe ich vom Babywunsch gesprochen. Leider bleibe ich kinderlos. Mein Freund und ich sind sehr verschieden. Das Verstehen von unterschiedlichen Menschen ist allgemein schwierig. Weil alle eine andere Sprache haben. Wie kann man das lernen? Und wo? Wo kann man zueinander finden? Vielleicht in der Schule, an der Bar, auf einer Reise?

Es gibt sehr, sehr, sehr viele verschiedene Menschen. Alle Menschen haben Gefühle, Liebe, Respekt. Das kann man bei Menschen, Tieren und mit der Musik zeigen. Gefühle sind ganz tief in uns. Wie die Liebe. Wir haben Herzen und Respekt vor anderen.

Wenn man sich mit jemandem gut versteht, lacht und etwas unternimmt, dann geht das gut. Aber es ist allgemein ein schwieriges Unternehmen. Ich liebe alle Menschen. Und ich will für alle da sein.

Die Weltkugel ist rund und voller Einwohner und Menschen. Die leben und arbeiten möchten und Kinder bekommen. Alle Wesen leben auch mit uns. Über neue Menschen freue ich mich gern. Ich will auch verschiedene Sprachen lernen. Zum Beispiel Italienisch, Ladinisch, Französisch, Englisch, Hebräisch.

Allgemein ist das Leben aufregend, abenteuerlich, abwechslungsreich, interessant, lustig, manchmal streng, anstrengend, unfair, nicht nett, nicht gerecht. Gegenüber den Menschen und miteinander. Das Leben ist nicht perfekt. Es wäre schön, wenn keine Kriege mehr sind. Und keine Massenschlägereien mit Blut. Da möchte ich am liebsten «Stop!» rufen. Das sehe ich nicht als perfekte Welt an.

Es gibt in der Welt viele große und kleine Ungerechtigkeiten. Zum Beispiel zwei gegen einen. Oder wenn man einen Kuchen schneidet in zwei Mini-Stücke und das Riesenstück für sich behält. Es ist auch ungerecht, dass ich zu viel Salami auf mein Brot getan habe. Und es nicht geteilt habe. Das tut mir sehr leid.

Ungerecht ist auch, wenn man Obstteile ungerecht aufschneidet und austeilt. Je nach Größe und Menge. Das gilt auch für andere Speisen. Außerdem darf man sich nicht zu viel Eis nehmen und die anderen bekommen keins. Auch das ist ungerecht.

Was auch ungerecht ist: Zu viel Käse für sich selbst zu nehmen und nicht zu teilen. Ich finde es auch wirklich ungerecht, wenn jemand sich in ein Liebespaar drängt und sie trennt. Und wenn jemand dick ist, dann darf man sie oder ihn nicht auslachen. Das finde ich gar nicht nett, sondern einfach ungerecht.

Manchmal ist die Welt wirklich gar nicht schön. Mit den schlechten Nachrichten über sie. Mir tut es leid, wenn Menschen von ihrer Heimat flüchten müssen. Weil es immer wieder Todesstrafen, Gefangennahmen, Straßenschlächte, Vergewaltigungen, Ausschreitungen, Kriege, Streitereien, Hunger und Tote gibt. Das höre ich gar nicht gerne von der Welt. Das ist überhaupt nicht mit anzusehen. Am liebsten würde ich mitweinen oder mithelfen. Alle sollen viel lieber Frieden schließen. Dann wäre die Welt fein und wunderschön. Aber es ist nicht immer so ruhig, wie ich es möchte. Ich weiß auch, dass das zu schwierig ist zwischen den Politikern.

Politik ist für mich kompliziert zu verstehen. Zum Beispiel was unsere Politiker machen wollen. Es gibt zu viele und zu große Verantwortungen für jeden Politiker. Ich mag Politik eigentlich überhaupt nicht. Mir ist das zum Nachdenken und Mitfühlen manchmal zu traurig. Was wir da anhören müssen.

Warum geht es uns gut? Warum haben wir ein Haus und ein Dach? Warum haben viele Menschen kein Brot? Warum gibt es Hass in Herzen? Warum gibt es so sehr viele schreckliche Auseinandersetzungen und Bilder? Hoffentlich holt der

Chef seine Soldaten schnell zurück. Ich bin nachdenklich, wie der Frieden entsteht.

Ich finde die «Tagesschau» im Fernsehen meistens leider auch zu traurig. Weil es Streitereien, Bombenangriffe und Anschläge und verletzte und tote Menschen gibt. Und Flüchtlinge, die vor der Heimat fliehen müssen. Es ist nicht fein, wenn unheimliche Männer Menschen entführen. Und wenn sie Menschen brutal verletzen. Und Terror und Unruhe veranstalten. In der «Tagesschau» und in Syrien ist immer etwas los mit Kämpfen und Erdbeben. Sehr viele Menschen sterben. Und einige Menschen werden gerettet. Oder es gibt vermisste Menschen, die gesucht werden müssen unter Trümmern. Der Krieg dort drüben hört nicht auf. Es ist sehr traurig für die Menschen, wenn Familien sterben. Viele haben, wenn sie überlebt haben, auch einen Schock und Schmerz. Zum Glück gibt es Spürhunde, die mit der Nase Menschen suchen. Dann kommen die Helfer und suchen mit. Oft finden sie auch Leichen. Das finde ich schrecklich. Viel lieber mag ich in der «Tagesschau» Einweihungen, Hochzeiten und Audienzen vom Papst anschauen. Und das nette «Tagesschau»-Team.

Manchmal stelle ich mir die perfekte Welt vor. Das ist nicht einfach. Es wäre schön, wenn all die Menschen auf der Welt Frieden schließen würden. Damit die Menschen in Frieden wirklich leben. Und damit sie nicht flüchten müssen aus ihrer Heimat. Damit niemand weinen oder betteln muss.

Man muss sehr viel machen, damit die Welt perfekt wird. Für die Menschen, Tiere, Kinder, Berge und Natur. Man kann Geld, Kleider, Essen, Trinken, Decken und Spielsachen spenden und verschenken. Es soll eine einfühlsame, hilfsbereite, verständnisvollste, respektvollste perfekte Welt werden. Und es soll auch keine Grenzen für die Flüchtlinge geben, die zu uns wollen.

Es wäre schön, wenn keine Kriege wären. Die perfekte Welt müsste friedlich sein.

12 VERSTEHEN

Es wäre interessant, wenn man ein anderer Mensch ist. Und Leben tauschen kann. Und zu fühlen, wie das so ist, zu fühlen wie ein anderer Mensch. Am liebsten würde ich mit vielen Menschen mein Leben tauschen und mich in sie hineinversetzen. Zum Beispiel Oma, Profischwimmerin, Musikerin, Eltern, Schwester, Rollstuhlfahrer oder Mitarbeiter. Um sie viel besser zu verstehen. Ich wäre sehr neugierig, wie sie sich in Wirklichkeit fühlen. Ob sie die Gefühle zeigen können. Und ich könnte etwas Neues dazulernen von ihnen. Sie wissen mehr als ich. Anschließend könnte ich mit anderen Augen sehen. Und besser verstehen, dass alle Mitmenschen auch Gefühle haben.

Das mit dem Einfühlungsvermögen ist wirklich eine besondere Gabe. Die man haben und lernen könnte. In einen Menschen hineinzufühlen wird echt ganz schön schwer gehen. Aber ich möchte mal ausprobieren, wie das genauer ist. Oder es versuchen. Da kann ich auch über Mitleid sprechen. Zu den Flüchtlingen und Bettlern und den anderen Menschen, die kein Zuhause haben, können wir Mitleid haben. Wenn ich das Wort Mitleid genau anschaue, dann heißt es mit und leiden.

Verstehen andere Menschen die menschlichen Herzen zueinander eigentlich genauer?

Einfühlsamkeit bedeutet für mich ganz stark und sehr wichtig. Die Einfühlsamkeit und die inneren Werte kommen von unseren Herzen raus. Ich will wissen und fühlen, was in uns ganz tief wirklich drinnen ist. Dafür muss ich mich in die anderen Menschen hineinversetzen. Und ihre Gedanken, Meinungen, Sichtweisen, Wünsche besitzen. Um besser hineinzufühlen und verstehen, wie andere Gefühle wirklich sind. Wenn man so eine Gabe hätte, dann wäre das super. Aber bestimmt ist das auch nicht einfach. Besonders bei vielen verschiedenen Personen.

Auch mit den Eltern von meinem Freund würde ich das Leben tauschen. Wie soll ich sie bloß verstehen? Mit ihren Bedingungen, Grenzen, Schutz, Sorgen und Gedanken um ihren Sohn. Und wieso sie wie reagieren. Ich muss so vieles über sie nachdenken. Warum sie uns eine Fernbeziehung mit zwei Monaten Abständen machen. Wegen dem regelmäßigen Ablauf und der Gesundheit und dem Klima von meinem Freund. Wenn ich in ihrer Situation wäre wie sie, dann kann ich sie gut verstehen. Und mit anderen Augen sehen.

Ich würde mein Leben auch gerne mit meinem Freund tauschen. Dann weiß ich, wie er sich wirklich fühlt dabei, so zu sein wie er. Es wäre sehr nett, die innerlichen Begabungen, Stärken, Willenskraft, Ausdauer von ihm zu haben. Für mich ist er ein ganz besonderer Mann. Und er hat ein wunderschönes Herz. Außerdem wäre ich froh, ganz lange zu schlafen.

Wenn ich ein Mann wäre, dann würde ich wirklich Gefühle und Tränen für eine Frau zeigen. Als Mann würde ich mich um meine Freundin lieb bekümmern. Anschließend würde ich mit ihr einen Stadtbummel machen, Eis und Pizza essen gehen, im Park spazieren, kuscheln, schwimmen, ins Kino und zu Konzerten gehen.

Es wäre auch sehr aufregend, mein Leben mit einem

Schauspieler zu tauschen. Dann müsste ich sehr viel auf der Bühne proben, jede Filmszene sehr oft spielen, mich richtig bewegen. Man müsste mich hinter den Kulissen in einem Schminkraum jedes Mal neu schminken. Und bei jeder Filmszene muss ich etwas anderes anziehen und aussehen. Und dann soll man warten, bis man drankommt.

Ich täte mein Leben auch gern mit meinem Lieblingssänger tauschen. Ich würde mit ihm zusammen Musik spielen und auf der Bühne sein. Und ich würde bei seinen Liedern mitsingen. Am liebsten mag ich die bunten Scheinwerfer und den Nebel auf der Bühne. Das gehört dazu. Für mich wäre es richtig vielseitig im Leben von meinem Lieblingssänger. Ich will wie er auf der Bühne spielen, singen, arbeiten. Und ich würde auch mit sehr vielen Menschen reden. Ich könnte ihn dann wahrscheinlich viel besser verstehen. Und wie er sich wirklich fühlt. Es wäre toll, wenn ich mit ihm tauschen könnte.

Ich wäre wirklich gern ein Star auf der Bühne als Sängerin. Mich interessiert all die musikalische Bühnenarbeit sehr. Auch tanzen würde ich. Aber Schauspielerin vielleicht doch nicht.

Ich würde so gerne eine Profischwimmerin oder Musikerin persönlich kennenlernen. Es wäre toll, ihre Leben mal nachzumachen.

Wie wäre es, wenn ich im Rollstuhl sitzen müsste? Dann bin ich im Altenheim. Wo all die Pfleger mich umsorgen würden. Ob das für mich fein ist, weiß ich nicht. Vielleicht wäre es ein bisschen lästig. Dann könnte ich nicht mehr selbst machen, was ich möchte. Man wird von den Betreuern beobachtet. Wohin man geht. Ich würde versuchen, mit dem Rollstuhl alleine zu fahren. Es wäre aber wirklich sehr nett, wenn die

Betreuer und Pfleger mir all die Nägel schneiden und mich anziehen, baden, kämmen, ins Bett tragen und auch herausholen. Sie sollen mir auch die passenden Kleider herrichten und mir in den Rollstuhl helfen. Ich würde mich sicher gern in den Freizeitbereich fahren lassen. Und dort bleiben und mitbasteln, singen, turnen, kegeln, kochen, mitspielen, zuhören. Und viel trinken.

Anschließend würde ich mich sehr darüber freuen, wenn die Betreuer mich spazieren fahren und in Kapelle, Speisesaal, Bad, Zimmer, Wäscherei bringen. Wenn sie mir Tee bringen, dann möchte ich Zucker drinnen haben. Ich freue mich immer wirklich, wenn meine Verwandten auf Besuch kommen und mit mir Eis essen oder Pizza essen und in die Stadt gehen. Meine Schwierigkeit oder Behinderung nennt sich vielleicht Kinderlähmung und Vergesslichkeit oder Demenz. Diese Vorstellung ist für mich aber gar nicht nett. Ich würde sicher auch sehr empfindlich und ungeduldig sein. Aber zornig auf andere Mitmenschen möchte ich nicht werden.

Wenn ich mir vorstelle, dass ich eine Bundeskanzlerin wäre, dann ist diese Verantwortung viel zu groß. Ich glaube, da würden andere Menschen mitreden und sich einmischen müssen. Es wäre schön, wenn ich ein paar Leibwächter hätte, die mich beschützen. Als Bundeskanzlerin würde ich meine Arbeit ein bisschen auch an meine Arbeitskollegen verteilen. Das alles könnte ich nicht alleine machen. Das wäre mir zu viel.

Ich würde mir vornehmen, zu verreisen und mit Leibwächtern in die armen Länder hinüberzufliegen. Und da mit den Menschen reden und überlegen, wie ich ihnen helfen kann. Dann würde ich Decken, Kleidung, Schuhe, Spielsachen, Getränke, Speisen, Medizin an die Menschen verteilen. Wenn es gut geht, bekommen sie auch Wohnungen in einem großen Haus mit Dach. Und ein paar Notbetten. Das würde ich mit den freiwilligen Helfern mit dem Bus hinüberschicken. Das mit dem Haus müsste ich noch organisieren. Als Bundeskanzlerin täte ich auch viel mehr für Menschen mit Lernschwierigkeiten und anderen Schwierigkeiten.

Ich würde zum Beispiel versuchen, sie in geeigneten öffentlichen Arbeitsstellen mit Arbeitsbegleitung oder in guten Werkstätten unterzubringen. Und mehr bessere Wohngemeinschaften und betreute Sozialwohnungen bauen. Aber zuerst mal muss ich nachdenken, wie ich das alles organisieren kann. Wie man diese Gebäude errichten könnte. Auch normale Kindergärten und Schulen mit offenen Türen für Menschen mit verschiedenen Behinderungen. Und auch die Uni, wenn sie dahin gehen möchten, um zu studieren. Bei mir können alle Menschen in die Schulen und in die Uni gehen. Und alle bekommen ihre wirklichen Traumberufe. Die sie selbst gewählt haben.

Wenn ich eine Bundeskanzlerin in Deutschland wäre, dann hätte ich wirklich viel zu tun. Andere Gesetze machen. Und viel nachdenken, was all meinen Bürgern guttut. Ich würde ihnen zuhören und fragen, was sie wirklich brauchen. Als Bundeskanzlerin hätte ich viele Gespräche und Treffen und viele Politiker zum Fest einzuladen. Oder eine Konferenzsitzung zu organisieren. Damit ich etwas mehr von den anderen Politikern dazulernen kann.

Wie wäre ich als Papst? Papst zu sein wäre auch wirklich nicht einfach. Wenn es geht, dann möchte ich ein sehr netter Papst sein. Was genau muss ich alles tun? Als Papst habe ich mehrere verantwortliche Pflichten, Entscheidungen und Aufgaben. Der Papst hat sehr viel, was er machen muss. Hoffentlich teilt der Papst seine Aufgaben auf. Ich würde das tun. Das sind auch sehr verantwortliche Aufgaben für einen Papst. Wenn ich ein Papst wäre, dann würde ich in die armen Länder reisen. Um zu helfen. Dann soll ich sicher auch Menschen heilen. Mit Händen und Worten. Ich würde den ärmsten Menschen die Hände reichen. Um sie alle zu begrüßen und willkommen zu heißen. Ich würde mit ihnen gemeinsam essen und trinken und miteinander reden.

Wenn ich ein Flüchtling wäre, dann wäre ich in ihrer Haut. Ich hätte vielleicht eine dunkle, glänzende, schöne Haut. Dann weiß ich, wie man sich darin wirklich fühlt. Und auch wie das ist, wenn man flüchten müsste aus dem Heimatland.

Was würde ich alles mitnehmen? Handy, Geld, Aufladegerät, Freund, Decke, warme Kleider, Binden, Esssachen, CD-Player mit Batterien, CDs, ein Bild von meinem Freund und meinen Eltern, all meine Freunde. Auch einen Schwimmanzug, Schuhe, Socken, Trinksachen. Ob ich das alles so schnell mitnehmen kann, weiß ich nicht. Auch den Pass, Schreibsachen und Asylpapierrecht darf ich nicht vergessen. Meine Heimat für immer zu verlassen wäre ganz schlimm. Und sehr schmerzvoll. Wenn ich weiß, dass ich nie mehr in meine Heimat zurückkommen würde.

Wenn ich so ein Flüchtling wäre. Dann hätte ich es nicht fein. Wenn ich wüsste, dass mich jemand umbringen kann. Natürlich steige ich auch in ein Boot ein. Um in ein anderes Land zu kommen. Aber ich möchte nicht ins Wasser fallen und ertrinken.

Wenn ich ein Flüchtling wäre, dann hätte ich die gleiche

Angst und Flucht, Zorn, Verzweiflung, Trauer, Schmerz. Das muss ich mitfühlen und miterleben. Ich würde genauso obdachlos und hilflos sein wie sie. Ich weiß nicht, ob ich betteln soll oder nicht. Ich würde viel lieber arbeiten gehen.

In dem Land, wo ich hinkomme, möchte ich einmal Küche, Schlafzimmer und Wohnzimmer in einem Haus mit Dach haben. Und ein Lebensmittelgeschäft. Danach möchte ich Deutsch, Italienisch und Englisch lernen. Damit ich eine sehr nette Arbeitsstelle bekommen kann.

Als Flüchtling möchte ich die dunkle seidige Haut haben. Das fasziniert mich sehr. Und die Menschen damit faszinieren mich auch sehr.

13 SUPERHELDIN

Eine sehr starke Frau braucht keine Muskeln. Sondern ein starkes Herz. Um alles zu verkraften, was weh tut. Auch wenn sie seelisch verletzt worden ist. Die starken Frauen machen trotzdem weiter. Für mich sind die starken Frauen mit sensiblen, gemischten Gefühlen sehr stark. Eine Frau kann nur stark sein, wenn sie nein sagen kann. Aber natürlich sollen starke Frauen sich auch wehren können.

Meine starke Frau schaut zum Beispiel mittelgroß aus und hat seidige, glänzende, hellblonde Haare. Und sie heißt Gabi. Ihre Hobbys sind: Ausgehen, Disco, Freunde treffen, Singen, Schwimmen, Tanzen, Fußball spielen, Malen, Telefonieren, Bücher lesen, mit dem Hund spazieren, Tischtennis, mit Freunden einen Stadtbummel machen und Karten spielen. Und sie verwandelt sich in eine Kriegerin, damit die Menschen gerettet werden. Gabi liebt auch Schmuck, Schuhe und Musikkassetten. In der Musik ist sie sehr stark. Und mit ihrem Herzen kann sie die Gedanken und Gefühle der Mitmenschen spüren, hören und sehen.

Oder meine Superheldin hat schwarze, sehr lange Dauerwellen und ein goldenes Herz in ihrem Körper. Diese Superheldin trägt ein türkises Seidenkleid und Stöckelschuhe. Weil sie sehr reich ist, hat sie sich im Tiergeschäft einen kleinen Dalmatinerwelpen gekauft. Und eine Hundemarke, eine Hundeleine und einen Schlafkorb. Und nicht zu vergessen eine Futterschüssel, Hundefutter und Hundekamm. Ihr kleiner Dalmatinerwelpe leckt an ihrer Wange. Meine Superheldin wohnt in einem gemütlichen Haus mit Garten. Sie hat viele bunte Blumen und Obstbäume. Sie ernährt sich nur von Obst.

Meine andere Superheldin ist mittelgroß und trägt ein hellblaues Seidenkleid. Sie heißt Mirella. Ihre Augen sind schwarz. Diese Superheldin trägt eine Dalmatinertasche. Aber nicht aus echtem Fell. Ihre Hobbys sind Freunde besuchen, Schwimmen, Wandern. Sie trägt rote Ohrringe und eine hellgrüne Halskette. Mirella kann mit den Augen feuerrot funkeln. Wenn sie zornig und verliebt ist gleichzeitig. Wenn sie flirtet und neue Freunde gewinnt, leuchten ihre Augen rubinrot. Diese Superkraft von Mirellas Augen ist wirklich unheimlich toll. Sie liebt einen sehr berühmten Sänger, auf den sie steht. Und zwar sehr stark. Manchmal ist sie gefährlich. Sie kann auch gefährlich lieben. Mirella liebt viele Männer allgemein. Und sie hat viele Freunde um sich. Sie ist mit ihrem Leben sehr zufrieden. Ihre Heldenkraft ist die Liebe wie das Feuer. Und sie kann streitenden Menschen den Frieden wiedergeben.

Was würde ich als Superheldin alles anstellen? Und wie würde ich das machen? Es wäre super, als Superheldin fliegen zu können. Ich möchte als Superheldin eine sehr dunkle Hautfarbe haben. Und ich trage ein weißes Strickereikleid mit Löchern. Meine Haarfarbe ist glänzend schwarz und halblang.

Allgemein gibt es viele Arten von Schönheiten. Man kann sich sehr schön anziehen, schminken, Nägel lackieren, Haare waschen und färben. Ich ziehe mich gerne schön an, wenn ich eingeladen werde. Auch mit meiner Halskette. Für mich sind Ohrringe und Fingerringe wunderschön. Ich mag, wenn der Schmuck mit bunten Farben glänzt und hell romantisch ist. Mir ist es gleich, wie die Menschen sind. Für mich ist die Schönheit ganz tief im Herzen am wichtigsten von allem. Diese Schönheit ist wirklich. Unser Herz und unsere Seele sagen und zeigen uns das Richtige.

Es gibt verschiedene Arten, die innere Schönheit zu beschreiben. Vielleicht wie ein Licht in der Dunkelheit. Oder die innere Schönheit kommt von der wirklichen Liebe. Die ganz hell um unser Herz strahlt. Und das ist warm.

Ich finde die Menschen für mich schön, wenn sie in ihrer Seele nett und hilfsbereit sind. Sie sollen ihre Herzen in sich hören können, die sagen, was sie wollen. Für mich ist Schminke nicht so wichtig, sondern was ganz tief drinnen ist. Der Kern im Herzen. Ich finde die Augen schön. Das ist der Zugang zu den Herzen. Für mich ist die innere Schönheit viel, viel, viel wichtiger und bedeutungsvoller als die äußere Schönheit. Die Menschen sollen mal so richtig über sich selbst nachdenken. Was in ihnen vorgeht in ihrer eigenen Haut.

Ich habe ja zwar das Down-Syndrom, aber ich gehe ganz normal damit um. Mit Down-Syndrom fühle ich mich ganz gleich wie andere Menschen. Nur ein bisschen anders. Sonst nichts. Ich fühle mich gut mit Down-Syndrom. Ich lebe sehr gut und ich habe keine Probleme damit. Ich fühle mich wirklich ganz normal. Wenn ich mich im Spiegel anschaue, dann lächle ich mich an. Und ich erkenne mich wieder. Ganz besonders schaue ich mir meine Augen an. Wie sie grünbraun zwinkern.

Vielleicht finden andere Menschen etwas komisch, dass ich gerne Kinderserien und Zeichentrickfilme anschaue. In meinem Alter. Am besten finde ich «Pippi Langstrumpf» und «Sailor Moon». «Sailor Moon» ist mit einem japanischen Mädchen mit Zauberkräften. Da möchte ich auch mal mitmachen. Ich wäre eine Kriegerin. Ich schicke Hagelkörner durch die Luft zu den Bösen. Meine Haare sind blaugrün und mein Verwandlungsfüller silbergold. Ich trage einen sternigen silbernen Rock und ein blitzlichtgelbliches Trikot.

Ich würde auch sehr gern Pippi Langstrumpf sein. Aber ein bisschen anders angezogen. Mein Haus soll weiß, rot, hellgrün und hellblau geblümt sein. Und das Dach kastanienbraun. Natürlich möchte ich auch einen Koffer mit Geldstücken und ein Pferd besitzen. Ein mittelgroßes Pferd. Ich würde auch alleine wohnen und stark sein wie Pippi. Nur frech will ich nicht sein.

Vielleicht könnte ich als Freundin von Pippi im Fernsehen teilnehmen. Dann kann ich an den verschiedenen Drehorten dabei sein. Welche Kleidung soll ich da tragen? Vielleicht ein helllila Leibchen und eine grüne, bunte Hose. Mein Pferd soll ein schwarzes, glänzendes sein. Meine Haare sind hellblau halblang. Und mit meiner Frisur habe ich einen kleinen Rossschweif gemacht. Ja, ich würde sehr gern mit Pippi Langstrumpf zusammen spielen. Die Filmszenen wären sehr lustig, sympathisch, spannend, nett und farbenfroh. Die Filme von Pippi Langstrumpf schaue ich auch mit 37 Jahren sehr gerne an.

Anschließend wäre es in Wirklichkeit super, die echte Schauspielerin von Pippi Langstrumpf zu treffen. Zum Glück weiß ich, wie sie aussieht. Sie heißt Inger Nilsson. Es ist für mich sehr schade, dass ich nicht Schwedisch kann. Ich bräuchte einen Übersetzer oder eine Übersetzerin. Ich würde mit ihr etwas trinken oder Pizza essen gehen. Auch mit den Schauspielern Annika und Tommy. Ich finde alle drei ganz toll.

Pippi Langstrumpf: Ich kann leider nur schwedisch reden.
Superheldin: Oh, wie schade.
Pippi Langstrumpf: Was kann ich für dich tun?
Superheldin: Kannst du mir ein kurzes T-Shirt mit deinem Bild drauf geben?
Pippi Langstrumpf: Ja, das kann ich für dich machen.
Superheldin: Danke.

Ich habe eine Liste geschrieben, was ich als Superheldin machen würde:

Den Menschen helfen und auch den Tieren.

Die Jugendlichen und Flüchtlinge aus dem Wasser ziehen.

Ich würde als Ärztin im Epilepsie-Bereich Menschen heilen.

Ich würde machen, dass alle Menschen in Kindergarten, Schule, Uni und zur Arbeit gehen können.

Ich würde die Natur sauber halten. Und wenn es geht, auch die Kirchen putzen.

Ich würde luftig schwebend über einen Wasserfall springen.

Ich würde mein Zimmer mit meinem Zauber selbst aufräumen wie Mary Poppins.

Zum Schluss wünsche ich allen Menschen Gerechtigkeit.

Und auf Leben und Tod werde ich meine Freunde verteidigen. Auch meinen Freund will ich niemals hergeben. Wir müssen zusammenhalten. Ganz egal, was euch passiert. Ich bin immer für euch da.

Anschließend will ich noch sagen: Liebe Leute Autofahrer. Ihr sollt bei der Kreuzung und dem Zebrastreifen euch bitte merken, mehr und besser stehenzubleiben. Es könnte sein, dass Schulkinder und Behinderte und Ausländer mit Babys und ältere und andere langsame Menschen Rücksicht brauchen. Wenn ihr den Abstand nicht haltet, müsst ihr mit mir rechnen. Dass ich mitten auf der Straße mit dem Fahrrad stehenbleibe. Ich habe ein großes Herz für alle und keine Angst vor euch.

Als Superheldin wäre ich super.

14 LERNEN

Wenn ich meinen Freund besuchen will, dann hilft mein Vater mir. Er findet die Verbindungen für Zug und Bus im Internet. Dann schreibt er mir die Uhrzeiten auf. Ich passe sehr auf die Zahlen auf. Weil ich nicht so gut rechnen kann wie mein Vater, hilft er mir mit den Bankgeschäften. Wenn eine Woche um ist, dann bekomme ich von ihm ein Taschengeld. Mitte des Monats bekommt meine Mutter von meinem Vater von mir das Haushaltsgeld auf ihr Konto überwiesen. Ich habe meinem Vater dafür die Vollmacht gegeben. Wenn meine Eltern nicht mehr bei mir sind, habe ich ein Sparbüchlein mit etwas Geld für meine Zukunft. So haben wir es ausgemacht. Mit diesem Geld darf ich auch einen Sommerurlaub machen und Kurse besuchen. Vielleicht einen Malkurs. Einen Mathekurs nicht so gern.

Ich hatte Rechnen und Schreiben und Rechtschreibung in der Schule. Aber im Rechnen bin ich nicht so gut. Besonders nicht im Rechnen aus dem Kopf. Das ist meine Schwäche. Mein Partner ist auch meine Schwäche.

Eine andere Schwäche ist, dass ich mich sehr schnell in vergebene Musik-Männer verliebe. Aber ungewollt von mir. Ich bin so fasziniert und interessiert an ihnen. Die Männer sind sehr gut aussehend, musikalisch, wunderschön, sympathisch, klüger, sehr weit erfahren. Und sie können weiter sehen und denken.

Ich habe noch viel mehr Schwächen: Chips, Nutella, Schokolade, Cola, Fanta. Aber die allergrößte Schwäche ist wirklich mein Partner. Den ich noch lieber mag. Dann habe ich noch einige Schwächen an Obstsäfte, Twix, Mars, M&Ms, Milchschokolade und viele andere Süßigkeiten. Leider weiß ich auch, dass mich das dick macht. Die Umhüllung mit Honigcreme oder Schokolade oder die kleinen bunten Schokoladenbällchen sind sehr schön knusprig, wenn man sie isst. All diese Schwächen kann ich leider nicht aufgeben. Hin und wieder platzen schon die Nähte an meinen Hosen. Das ist peinlich, wirklich.

Früher haben wir an Ostern im Garten unsere Osternester mit Schokolade drin gesucht. Aber leider ist das Suchen für mich auch eine große Schwäche. Weil ich das nicht so gerne mache, meine ich. Weil ich immer zu schwer etwas finde.

Was auch wirklich nicht so einfach ist, ist mit verschiedenen Menschen umzugehen. Das Schwierigste für mich ist das Zuhören. Ich werde schnell ungeduldig und rede ungewollt dazwischen. Ich will das wirklich nicht. Ich will meinen Freunden zuhören und alle anderen aussprechen lassen. Das ist auch ein Ziel von mir. Ich möchte das sehr gerne lernen. Wo kann man das machen? Und wie geht das? Ich weiß, ich bin sehr ungeduldig, wenn der andere Mensch ganz lang und ohne Punkt redet. Und mich nicht reden lässt. Meistens muss ich zuhören. Das finde ich gar nicht fein. Ich finde dieses Zuhören eine ganz besondere Gabe. Die wir in verschiedenen Veranstaltungen bei vielen Menschen gebrauchen können.

Freundschaften und Beziehungen sind für alle Menschen sehr, sehr wichtig. Da kann man viel Neues lernen. Ohne

Menschen wären wir fast allein. Und einsam. Wir brauchen Freundschaften. Mit ihnen kann man auch über verschiedene Themen, Sorgen, Probleme reden. Und Spaß haben und etwas unternehmen. Damit es uns besser geht. Und mit den anderen Menschen wollen wir uns auch gut verstehen.

Manchmal frage ich mich, wer mein Herz versteht. Vielleicht mein Freund. Ich bin mir sicher, dass mein Freund mir helfen wird. Er kann mich hören. Und ich kann mich auf ihn verlassen.

In meiner Arbeit im Altenheim denke ich hin und wieder nach: Wie gehe ich mit älteren Menschen um? Ich muss aufpassen, was ich zu ihnen sage. Und dass mein Tonfall auch richtig ist. Manchmal möchte ich wissen, welche Berührungen die älteren Menschen mögen. Und wie soll ich für sie sein? Es ist sehr schwer für mich, ihnen zu sagen, dass ich kein Kind mehr bin, sondern eine erwachsene Frau. In ihren Augen bin ich wie ein Kind. Vielleicht weil ich sehr jung aussehe. Manchmal ist es nicht einfach, meine Ungeduld zu verbergen. Ich werde versuchen, mit ihnen immer sehr nett zu sein.

Ich interessiere mich für die erwachsenen und älteren Gespräche hin und wieder wirklich sehr. So erfahre ich viel mehr von früher. Dann höre ich ihnen gerne zu. Wenn sie erzählen, was sie erlebt haben, bin ich manchmal wirklich fasziniert.

Ich möchte in meinem Leben viel lernen. Zum Beispiel verschiedene Sprachen und zuhören können. Und ich muss einfach die Zeit finden für die Menschen. Was ich wirklich lernen muss, ist das Warten in der Schlange vor der Kasse. Oder wenn jemand von einer touristischen Gruppe Menschen mir den Weg versperrt und ich nicht vorbeigehen kann. Das mag ich gar nicht. Was ich noch lernen möchte, sind neue Länder und Menschen. Es gibt so vieles. Ich will in meinem Leben immer allerhand Neues lernen. Ich muss auch lernen, ganz deutlich und klar zu reden. Wenn ich bei meiner Oma bin. Ich darf bei meiner Oma nicht nuscheln. Und ich will auch mit der Pflegerin italienisch reden üben. Was ich in meinem Leben noch lernen muss, ist kochen, bügeln, waschen, Socken flicken. Und mit Geld richtig umgehen.

Jetzt möchte ich meine Stärken sagen. Diese Stärken sind Berichte, Briefe, SMS schreiben, Telefonieren, Schwimmen, Wurstbrote machen, Tanzen, Reden, Radfahren, Trinken, Essen, Schwimmen und andere Sachen.

Von der Volkshochschule bekomme ich jedes Jahr ein nettes dickes Kursbuch. Man kann sich bei den Kursen telefonisch anmelden. Ich habe schon zum Beispiel Basteln, Turnen, Italienisch und Kochen gemacht. Bei diesen Kursen kommen immer verschiedene Teilnehmer zusammen.

In dem Italienischkurs war es nicht so einfach, sich in italienischer Sprache zu unterhalten. Und wir mussten dort auch mit bunten Kopierblättern Sätze bilden und schreiben. Und bei Rätseln Wörter verbinden. Und ganz am Anfang das italienische Alphabet lernen. Für mich waren die Vokabeln und Verben sehr schwierig. Wir sollten auch von unseren Familien, Arbeitsstellen und Hobbys italienisch schreiben und sprechen. Das war wirklich schwierig. Ich habe viele Fehler gemacht. Aber manchmal ist es auch lustig bei uns zugegangen. Die Lehrerin war sehr nett. Und die fünf Teilnehmer auch. Zum Schluss stellten wir uns italienisch vor:

- Ciao, io sono Verena.
- Buon Giorno, chi sei tu? Tu sei Renata.
- Scusi io sono Laura.
- Ti voglio bene Sara.
- Dove abita Lei?
- Io abito a Vipiteno.
- Io ho trentasette anni. E voi?
- Loro sono trenta o cinquanta anni.
- Cosa parliamo insieme?
- Noi parliamo della famiglia.

Ich habe sehr gerne Italienisch gelernt. Auch schon in der Schule. Mit den Bewohnern im Altenheim muss ich eben auch italienisch reden. Manchmal habe ich mir italienische Filme eingekauft. Wenn ich den Film sehr gut kenne, geht es viel leichter, Italienisch zu verstehen.

Einmal habe ich bei der Volkshochschule noch einen Bastelkurs gemacht. Da waren auch einige Menschen mit Lernschwierigkeiten dabei. Wir haben Halsketten und Armbänder mit bunten kleinen Kieselsteinen selbst gemacht. Ich mag die bunten kleinen Kieselsteine, weil sie so schön funkeln und glitzern und bunt sind. Aber es war nicht einfach, die unsichtbaren Bänder durch die kleinen Löcher in den Steinen hindurchzubekommen.

Und mehrere Male habe ich schon Kochkurse gemacht. Zuerst sitzen wir gemeinsam am Tisch und haben Hunger. Dann beschäftigen wir uns mit den Rezepten. Zum Beispiel Kürbissuppe und Knödel. Das Knödeldrehen ist für mich nicht so einfach. Aber im Kurs ist es ganz nett. Wir mussten auch sehr gut aufpassen, dass die Speisen nicht verbrennen. Deshalb muss man umrühren. Einige deckten den Tisch und zum Schluss haben wir alles aufgegessen und den Raum ganz sauber aufgeräumt.

Ich habe in meinem Leben schon sehr vieles gelernt und aufregende Sachen erlebt. Ich mag mich selber. Auch wenn ich Fehler in mir habe. Aber manchmal verletze und enttäusche ich meine Freunde ungewollt im Herzen. Und manchmal hasse ich mich und weiß nicht, warum.

Hin und wieder denke ich: Wer nimmt mich ernst? Und wer schließt mich aus? Wer versteht mich? Mache ich viele Fehler, die ich bereue? Wie kann ich selber Grenzen setzen? Wer hat recht und wer nicht? In bestimmten Sachen möchte ich selber bestimmen. Habe ich mich verändert? Was muss ich können und lernen, um Sängerin, Pianistin, Schriftstellerin, Ärztin, Naturforscherin zu werden? Ich möchte manchmal gerne wieder in die Schule gehen.

15 TRÄUME

Ich träume gern. Ich stelle mir vor, dass ich eine Wolke bin. Das wäre eine luftige Freiheit. Als Wolke reise ich um die Welt. Ich bin eine blaurosa oder türkise Wolke. Manchmal auch schwarz und zornig voll Regen und Gewitter. Dann lasse ich Donner und Blitze herunter. Meine Wolke schwebt über Innsbruck, London, Paris, Sizilien, Mallorca und Rhodos. Ich bin eine Wolke, die sich mit der rubinroten Sonne verabredet hat. Hinter dem Meer. Auf den Wellen schaukelt ein Segelboot mit einem Liebespaar. Ganz besonders schön sind der Sonnenaufgang und der Untergang im Wasser. Und die glitzernden weißgelben Perlen, die auf den Wellen schimmern.

Ich bin eine Wolke, die sich in verschiedene Tiere verwandeln kann. Zum Beispiel in Hase, Katze, Schwein und Hund. Meine Wolke lässt auch Häuser, Figuren und Gesichter entstehen. Es gibt sehr viele Wolken. Manchmal schwebt meine Wolke über Berge, Landschaften, Seen, Wanderwege und über Städte und Länder, die ich anschauen möchte. Meine Wolke begleitet auch Flugzeuge und Vögel. Meine Wolke schiebt sich vor den Mond oder die Sonne. Ich stehe gerne neben der Sonne, wenn sie im Meer untergeht. Dann trinken wir gemeinsam zwei Capri-Sun-Säfte.

Ich könnte auch der Wind sein. Ich bin kalt und warm und streichel die Haare der Menschen durch. Aber nicht wild. Mein Windhauch geht angenehm über die Haut.

Wenn ich das Feuer bin, bin ich gefährlich und wild. Mein Feuer ist orange und dunkelrot. Wenn es um meine Liebe geht. Ich bin auch ein Lagerfeuer. Und ich knister. An meinem Feuer kann man sich wärmen und geborgen fühlen.

Wenn ich ein Vogel sein könnte, ein Adler oder ein Falke, dann ist das auch eine luftige Freiheit. Ich fühle mich federleicht. Manchmal bin ich sehr schön gefährlich. Meine Krallen sind messerscharf. Und ich habe rubinrote Augen. Ich bin ein Adler mit dunklem, braunem Fell. Ich jage eine Maus oder Schlange, ein Murmeltier, Wiesel und andere Tiere auch.

Wenn ich fliegen könnte, würde ich durch das Weltall reisen. Diese Reise geht zum Planeten Jupiter. Was soll ich auf diese Reise alles mitnehmen? Ganz sicher Essen und Trinken, CD-Player, CDs, Batterien, Decken, Sauerstoffgeräte. Und ein paar Freunde. Damit es lustig wird. Der Planet Jupiter ist voller Krater. Ich schwebe sehr leicht um den Jupiter herum. Dort oben ist es schön und abenteuerlich. Man sieht glitzernde Sterne, Monde und andere Planeten leuchten. Manchmal singen wir im Chor schwebend ein Lied. Leider bekommen wir Heimweh. Deswegen fliegen wir wieder zurück zur Erde.

Das träume ich am Tag. Ich träume auch in der Nacht. Manchmal sind unruhige, dunkle, laute, musikalische, schöne, bedrohliche Träume in mir. Oft ist auch Liebe dabei. Ganz viel träume ich von den Waffen, die ich im Herzen trage. Ich benutze sie auch. Aber nur als gute Superheldin und ohne böse Wörter. Manchmal höre ich im Traum dazu Lieblingsmusik.

Manchmal ist mein Herz in der Nacht durcheinander.

Manchmal träume ich nachts von der Weltkugel, von Ballspielen und wilden Kreiseln, die in meinem Kopf durcheinander kreisen. Davon wache ich auf. Bevor mich das noch mächtiger durcheinanderbringt. Ich kann von diesen Träumen in meinem ganzen Kopf richtig schwindelig werden. Ich wache auch auf, wenn ich die vielen Schneeunglücke und Wasserfälle wild rauschen höre. Oder wenn ich im Wasser ertrinke und ganz tief hinuntersinken werde. Auch von Blut, Feuer, trauriger Liebe, Verletzlichkeiten, Wunden, die nicht heilen wollen, träume ich. Und dass alles groß und viel mächtiger ist als ich. Und dass ich etwas nicht rechtzeitig stoppen kann.

Manchmal denke ich mir auch gerne Märchen und andere Geschichten aus. Zum Beispiel:

Es war einmal eine wunderschöne Prinzessin, die in einem Schloss wohnte. Sie hieß Sabine und hatte ein türkises Kleid an. Ihre Haare waren glänzend schwarz. Sie hatte lange Dauerwellen und eine wunderschöne Stimme. Ihre Hobbys waren Bücher, Blumen, Briefe schreiben, Musik hören und singen und tanzen. Sie träumte davon, eine berühmte Sängerin zu sein. Wenn der Tag schön war, goss sie vor dem Schloss ihre Blumen. Dabei sang sie ein hübsches Liedchen und tanzte mit ihren Kindern.

Mir ist es leider nicht erlaubt, Kinder zu bekommen. Dann träume ich eben davon. Ich habe mir einmal gedacht, ein ausländisches Kind zu adoptieren. Und einen netten Mann dazu. Zuerst muss ich mich genauer informieren, wie das geht. Und was das Kind essen darf. Gleichzeitig auch der Mann. Es wäre toll, wenn er und das Kind sich für Musik interessieren würden. Und für den Schwimmsport. Ich hoffe, sie mögen Geschäfte, Schaufenster, Gasthäuser, Bars, Eislokale, Musikgeschäfte. Ich würde mein Kind in den Kindergarten, die Schule, vielleicht in die Universität und viel später zur Arbeit gehen lassen. Ich würde einen dunkelhäutigen Mann wirklich sehr nett finden.

In meinen Tagträumen gibt es einen sehr wunderschönen, romantischen Garten. In diesem Garten sind rosarote Quittensträuche, Flieder, Lehnstühle, Tische, Stühle zu sehen. In dem Garten leben auch bunte Schmetterlinge mit den sehr vielen bunten Blumen. Unter den Quittensträuchen liegt eine Picknickdecke. Auf der Picknickdecke steht ein hellbrauner Korb. Voll mit Obst, Wurstbroten, Schokolade, Colaflaschen, Keksen. Ich bin mit meinem Freund auf dieser Decke. Und wir machen es uns sehr gemütlich. Die bunten Schmetterlinge fliegen rund um die Blumen. Und saugen den Nektar heraus. Unter einem Quittenstrauch ist ein Schmetterlingsliebespaar eingezogen. Sie heißen Arielle und Andreas. Sie paarten sich im Frühling und bekommen zwei Schmetterling-Babys. Die heißen Flori und Gabi. Arielle ist zitronengelb und Andreas ist hellblau. Und ihre Kinder sind türkis und orange.

Eine andere Geschichte, die ich mir ausgedacht habe, geht so:

In einem dunklen Wald wohnen viele Spinnen, mit vielen verschiedenen Spinnenarten. Es gibt in diesem Wald eine sehr große Höhle. In einem Höhlenloch lebt ein Liebespaar. Die beiden heißen Daisy und Felix. Sie paaren sich und kriegen drei kleine Babyspinnen. Die Babyspinnen heißen Jasmin, Daniel und Anna. Im Wald spielen sie Fangen und Verstecken mit ihren Eltern.

Und noch eine andere Geschichte:

Es war einmal ein Krokodilliebespaar. Und die beiden Krokodile heißen Michelle und Armin. Sie sind grau und haben hellgelbe Augen. Sie wohnen im Urwald in einem See bei dem Wasserfall. Sie haben sich schon lange Krokodilkinder gewünscht. Manchmal schwimmen sie um die Wette. Viel später paaren sie sich endlich und kriegen drei Krokodilkinder. Die Krokodilkinder heißen Gabi, Andreas, Jasmin. Gabi, Andreas, Jasmin spielen mit den Eltern gern Wasserschlacht im See bei dem Wasserfall.

Ich habe auch eine Geschichte mit Menschen erfunden:

Es war einmal eine Kriegsfamilie, die sehr arm ist. Sie waren zu viert. Die vier heißen Juaja, Nemo, Bunny, Néo. Sie wohnen in einer hölzernen Hütte unter einer Palme. In der Hütte haben sie eine Eckbank, Stühle, Ofen, Kinderstube, Küche, Teppiche, Bücher. Nebenan steht ein Brunnen mit einem Wasserhahn. Sie ernähren sich nur von Obst, Gemüse, Kartoffeln, Schüttelbrot und Speck. Juaja, Nemo, Bunny und Néo sind dunkelhäutig. Sie tragen helle Kleidungen und schwarze Haare. Hinter dem Strand sehen sie das Meer, das türkisblau ist. Sie sitzen am Strand und schauen den rubinroten Sonnenuntergang an.

Phantasie bedeutet, glaube ich, wie Sagen und Märchen erzählt werden. Und wie sie entstehen. Phantasie ist sehr groß. Es gibt meistens Phantasie-Bücher. Und Phantasie-Filme. Die Filme sind spannend, ängstlich, unangenehm, lustig, unheimlich. Man kann Phantasie auch im Kopf haben.

Allgemein träume ich davon einmal berühmt zu sein. Ich würde gerne bei meiner Lieblingsmusikgruppe als Sekretärin arbeiten. Und ich möchte selbst eine berühmte Sängerin der Volksmusik sein. Anschließend möchte ich eine Schriftstellerin und Buchautorin sein. Das sind meine Traumberufe. Und ich wollte auch immer im Fernsehen mitspielen. Und zwar bei «Harry Potter». Ich würde als Zauberin die zweite Schulfreundin für Harry Potter sein. Ich finde es super, einen Zauberstab zu halten, um zu zaubern. Besonders mag ich den unsichtbaren, hellen, gelblichen Lichtstrahl aus dem Zauberstab. Und für die Schule Zaubersachen einkaufen. Ich würde Harry Potter beschützen. Beim Fliegen mit dem Besen würde ich mich wie ein Falke frei fühlen. Ich wollte immer schon mal zaubern können. Und fliegen. Und schauspielern.

Einmal habe ich einen Brief an den Lieblingsschauspieler Michael Hurst von «Hercules» geschrieben:

Hallo, ich bin eine Frau und heiße Verena Elisabeth Turin. Ich komme aus dem Südtirol und habe Down-Syndrom und bin ein Fan von dir. Was mir am besten gefällt bei dir, ist deine lustige Art und dein Kampfstil und wie du mit Kevin Sorbo umgehst. Deine witzigen Anmachungen an die Frauen gefallen mir auch. Ich muss auch sagen, dass du bei der Spinnenszene sehr gut gespielt hast. War das für dich das Schrecklichste, was du gespielt hast? Ich habe dich immer angefeuert, wie du gegen Heras Willen und Soldaten gekämpft hast. Ein sehr guter Tipp für dich: Greif niemals Kevin Sorbo an!

Weißt du, es ist schade, dass du nicht Deutsch kannst, sondern nur Amerikanisch. Ich träume davon, dich kennenzulernen.

16 MUSIK

Ich liebe Volksmusik, Entspannungsmusik, Tanzmusik, Klassik, Heavy Metal und «Kuhsong Disco Nacht». Musik bedeutet für mich sehr stark ganz viel. Allgemein singe und tanze ich gern laut.

Die Liebe zu der Musik kam von meiner Mutter. Sie hat viel klassische Schallplatten gehört, wie ich in ihrem Bauch war. Seit meine Eltern die Musik mögen, ist es schön für sie. Manchmal nehmen sie mich zu Konzerten mit. Von den alten Komponisten höre ich am liebsten Franz Liszt, Wolfgang Amadeus Mozart und Ludwig van Beethoven. Ich weiß viel über diese Komponisten. Deswegen lese ich gerne die Bücher über sie und das Leben.

In meinen jüngeren Jahren war ich Fan von der Heavy-Metal-Band Skanners. Ihre Musik ist auf Englisch und manchmal Italienisch. Sie kommen auch aus dem Südtirol. Sie haben sieben CDs und eine Kassette und ein Buch mit DVD gemacht. Mein Musiklehrer war früher als Schlagzeuger dabei. Und einmal hat er mir diese Gruppe im Musikgeschäft vorgestellt. Später waren wir zusammen im Foto-Studio. Diese Männer waren sehr lustig. Für die Kamera habe ich dem Sänger sein Armband gerichtet. Das war nett. Danach sind wir Pizza essen gegangen. Und ich habe von dem Gitarristen ein Heavy-Metal-Plakat bekommen. Das hat mir gut gefallen. Aber eigentlich hatte ich es auf den Sänger abgesehen. Darum habe ich ihn zum Abschied umarmt. Aber nur musikalisch. Weil er wieder zu seiner Familie heimfahren musste.

Als sich die Band getrennt hat, habe ich mich nach einer anderen Gruppe umgeschaut. Auf einer Kassette von meiner Freundin habe ich von Bergfeuer das Lied «Freunde wie Fels» angehört. Das ist eine schöne Volksmusik. Zuerst hatte ich es wieder auf den Sänger abgesehen. Anschließend sind wir Brieffreunde geworden. Einmal war ich auf dem Bergfeuer Open Air Fest. Dort hat der Sänger mich mit zwei Wangenküssen begrüßt. Dann haben wir uns gegenseitig zu unseren Konzerten eingeladen. Er hat mich auch nur musikalisch umarmt. Beim zweiten Treffen habe ich seine Frau kennengelernt.

Einmal ist mein Onkel mit mir zu Dreharbeiten von der Bergfeuer-Band gefahren. Das war mit vielen Kameras. Für ein Musikvideo mit Bergen. Ich habe zugeschaut. Der Band-Chef hat mich gesehen und gerufen: «Ah, da kommt meine Freundin!» Von diesem Treffen gibt es ein Gruppenfoto und eins von mir mit ihm allein. Wir haben auch zusammen Mittag gegessen. Der Abschied war mir sehr schwer.

Auch die Musikgruppe Volxrock finde ich sehr lustig. Besonders mein Lieblingslied «Kuhsong Disco Nacht». Aber die Gruppe hat auch noch andere romantische Lieder. Und allgemein flotte, schnelle, hetzige und lustige Musik. Die Männer von Volxrock kenne ich nicht so gut. Aber ich habe vier CDs und ein Gruppenfoto von ihnen. Vielleicht kann ich sie noch besser und näher kennenlernen. Das wäre schön für mich. Ich würde gerne einmal mit ihnen Pizza essen gehen.

Ich mache auch selbst Musik. Ich spiele Keyboard. Und hin und wieder Glockenspiel oder das Windinstrument. In meiner

Band bin ich für die Melodie zuständig. Die anderen sind für Trommeln, Rasseln, Percussions und Tschinellen zuständig.

Meine Musikgruppe heißt Tun na Kata. Der Name kommt aus Irland. Auch auf unseren Trommeln findet man diese Wörter. Tun na Kata kann man beim Trommeln gleichzeitig mit 1, 2, 3, 4 aufzählen. Wir spielen keltische Musik. Aber die Lieder haben wir gemeinsam komponiert. Und wir basteln auch unsere Instrumente selbst zusammen.

Unsere Musikgruppe ist aus der Idee von einem Ehepaar gekommen. Die Gruppe soll besonders für Menschen mit Lernschwierigkeiten sein. Am Anfang war es für die Chefs nicht einfach herauszufinden, wer wirklich gut geeignet ist. Weil wir bei der ersten Probe alle Instrumente ausprobiert haben.

Später haben wir die ersten Erfahrungen im Studio gemacht und die ersten Auftritte. Auf unseren Ausflügen haben wir immer Fotos geknipst. Inzwischen sind wir bekannt geworden. Wir waren in Ridnaun, Toblach, Innichen, Pordenone und in Sterzing. Und wir haben schon vier CDs und ein Buch für andere Menschen gemacht. Manchmal kommen auch wirkliche Profimusiker zu uns. Und manchmal auch nur Gäste, um bei einer Probe zuzuschauen.

Jeden Samstagvormittag treffen wir uns beim Sozialzentrum. Dort warten wir auf unseren Musiklehrer. Wir sagen «Guten Morgen!» und bekommen eine Umarmung. Unser Herr Boss ist sehr lustig. Anschließend gehen wir zu unserem Proberaum. In der Gruppe haben wir viel Spaß. Der Unterricht ist gerecht, lustig, vibrierend, abwechslungsreich und eigentlich ein wenig zu laut für meine Ohren.

Zuerst sagt der Chef: Könnt ihr bitte einen Stuhlkreis ma-
chen?
Alle sagen: Ja, das machen wir.
Lehrer: Wer holt mit mir die Instrumente?
Alle sagen: Wir.
Lehrer: Und wer mag bitte Verena mit dem Keyboard hel-
fen?
Mein Kollege: Ja, ich helfe.

Wenn wir unsere Instrumente hergerichtet haben, setzen
wir uns auf die Stühle und hören den musikalischen Plan an
und was der Lehrer mit uns vorhat. Anschließend proben wir
unsere Lieder.

Lehrer: Nicht so laut mit den Trommeln, liebe Männer.
Kollegen: Entschuldigung. Okay. Passt.
Lehrer: Das nächste Mal bitte leiser.
Kollegen: Okay.
Lehrer: Jetzt ist es richtig.

Der Lehrer kann sehr lustig sein. Und er gibt uns bei den Proben und unseren Konzerten immer mit seiner kleinen oder
großen Trommel den Takt an. Manchmal hat er auch einen
lustigen Hut auf. Damit wir bei den Auftritten keine Fehler
machen, ist er rund um uns. Manchmal tanzt er auf der Bühne auch wild herum. Wir spielen ziemlich sehr laut. Und wir
haben Spaß dabei.

Immer am ersten Adventssonntag geben wir im Stadt-
theater von Sterzing ein Konzert. Da kommen sehr viele Menschen. Für uns ist das aufregend und lustig. Die Menschen

sind begeistert und werden zum Mitklatschen aufgefordert. Mir gefallen die Konzerte und unsere bunten Auftrittskleider. Sehr nett finde ich zum Schluss das Buffet.

Einmal sind wir auch beim Fest der Menschlichkeit aufgetreten. Da waren Menschen von verschiedenen Ländern, die sich für andere Menschen einsetzen. Die Preisverleihung war eine sehr große Feier. Das war wirklich vornehm, elegant, rührend und aufregend für mich. Vorher hat unser Lehrer im Umkleideraum den Ablauf genauer angesagt. Danach haben wir uns bunt angezogen und uns gestärkt. Dann haben wir mit dem Publikum einen Kurzfilm über uns geschaut. Ich habe leider laut lachen müssen. Sonst war alles zu vornehm. Anschließend hörten wir die Begrüßungsreden. Die Ehrengäste nickten ein wenig ihre Köpfe nach links und rechts. Und dann kam ein Mikrophon zum Vorschein und unser Auftritt. Die Moderatorin hat gesagt, dass unsere Gruppe dran ist. Wir haben drei Lieder gespielt. Ein Lied heißt «Spaziergang in einem Traum». Die Zuschauer haben mitgeklatscht. Zum Glück habe ich keinen Fehler gemacht. Wie ich Keyboard und Xylophon gespielt habe, habe ich leise mitgesungen. Gleich nach unseren Liedern sind mit Applaus die Ehrengäste und elegante Männer auf die Bühne gekommen. Sie haben uns gratuliert und einen Scheck und eine Urkunde überreicht. Und wir haben uns gefreut. Das war sehr nett und großzügig. Nach dem Konzert gab es ganz viele Gruppenfotos von uns. In der Zeit haben wir uns auch mit den anderen Menschen unterhalten. Das war sehr schön für uns, so gelobt und mit Händeschütteln gratuliert zu werden. Anschließend ging es in die Bar zum Marco. Der hatte viel zu tun. Es gab sehr viele Stehtische und ein sehr, sehr großes Buffet. Das Buffet schaute bunt und lecker aus. Mit großem Hunger stürzten wir uns auf die Nudeln, zwei Würste, Kartoffelsalat und Kuchen.

Ich mag allgemein alle Musik sehr. Es ist schön, die Schwingungen zu belauschen. Musik vibriert in unserem Körper. Musik kitzelt in den Beinen. Wir tanzen, singen, klatschen, spielen, hören Musik. Weil wir Musik mögen. Ich mag die einzelnen Tonklänge, Tonschwingungen, Klangschwingungen, Schlagtöne, Stimmschwingungen von tief in den Instrumenten und der Stimme. Ich kann sie beobachten. Mir gefällt es sehr, wenn der Chef von unserer Band singt, tanzt und trommelt. Wenn er das macht, dann glänzen seine Augen wunderschön. Neben ihm spüre ich ganz tief seinen Rhythmus mit. Für mich ist Musik wunderschön.

Wenn die Musik ausgeschaltet ist, und wenn man nichts zueinander sagt, hört man gar nichts. Kein Geräusch. Das wäre die Stille. Man kann sich von dieser Stille einfangen lassen. Oder umarmen. Wenn man keine Autos fahren hört, finde ich das wirklich gut und sehr fein für meine Ohren. Dann ist alles sehr ruhig. Man hört nur Atmen. In der Kirche ist es ungewöhnlich still. Man kann auch fein darin in Stille beten. Eine Stille kann jemandem sehr guttun. Aber hin und wieder kann Stille auch unangenehm sein. Zum Beispiel wenn man zueinander gar nichts mehr zu sagen hat. Das ist eine andere Stille.

17 DOWN

Wenn ich Langeweile hätte, dann wäre es in meinem Zimmer ganz still. Dabei wäre ich sehr unwohl. Die Langeweile fühlt sich für mich gar nicht fein und nett an. Man hat dann keine Lust, etwas zu machen. Zum Beispiel Sport, Musizieren, Singen. Wieso ist das so? Kennen andere Menschen das auch? Ich könnte Sachen machen wie singen, einkaufen, Oma besuchen, Musik hören, Briefe schreiben oder in die Bibliothek gehen. Aber ich habe keine Lust. Wenn ich nicht weiß, was ich mit der Langeweile mache, dann könnte ich meine Sachen, Regale, Schubladen putzen. Oder staubsaugen. Sonst ist eine traurige Stille in mir.

Ich habe hin und wieder auch andere viele traurige Gefühle. Zum Beispiel bei all den Verabschiedungen von meinem Partner. Da bin ich immer ganz stark sehr unglücklich. Es sind auch schon Menschen von mir gegangen, um in den Himmel zu kommen. Leider sind diese Verabschiedungen verschieden und normal. Das gehört zum Leben dazu. Aber wenn mich jemand seelisch oder körperlich verletzt, bin ich wirklich unglücklich und traurig.

Richtig zornig werde ich, wenn jemand meinen Freund seelisch angreift.

Unzufrieden macht mich, wenn ich auf der Arbeit im Bügelbereich Falten in die Unterwäsche mache. Und dass diese Falten nicht so gerne einfach weggehen, wenn ich es möchte.

Und mich macht unzufrieden, wenn andere Menschen meine Schreibfehler sehen. Wenn ich etwas nicht richtig geschrieben habe. Weil ich zum Beispiel einen Kommastrich im Satz nicht gewusst habe. Oder weil danach das Wort «dass» kommt. Ich mag überhaupt nicht, wenn mir jemand das vorliest und ich den Fehler hören soll.

In der Welt draußen stören mich total die allgemeinen Kriege, die nicht aufhören wollen. Aus meiner Sicht sollen die Kriegsmenschen andere in Ruhe lassen. Damit die armen Menschen mit Familien nicht fliehen müssen. Bitte macht mal Frieden.

Traurig bin ich auch, wenn sich jemand streitet bis zur Scheidung. Oder sich sogar prügelt, bis ein Partner verletzt ist an Seele und Körper. Das gibt es leider wirklich. Leider gibt es auch, dass Liebespaare sich trennen und auseinanderleben. Mit dem Partner zu streiten tut immer sehr weh. Ich mache das gar nicht gerne. Ich möchte meinen Partner überhaupt nicht zu sehr verletzen oder zu sehr aufregen. Dann erlebe ich ihn ganz anders. Deshalb gebe ich lieber schnell nach. Mir tut es wirklich sehr leid, wenn er unfähig und zu schwach ist, mich allgemein zu berühren und auch zu verstehen. Obwohl ich verstehe, dass er es nicht absichtlich macht. Nur fein ist das nicht für mich. Und es nervt wirklich, dass er sich zu wenig entschuldigt. Dieses Wort gibt er sehr wenig her. Obwohl er weiß, dass er mir manchmal in der Seele weh tut.

Allgemein ist es auch sehr traurig, jemanden auszuschließen. Ich tue das gar nicht gern. Vor allem nicht meinen Partner oder meine Musikbands. Das sind meine liebsten Menschen. Darum weil sie mir jeden Tag viel wichtiger werden. Und ich sie besonders mag. Andere Menschen mag ich natürlich auch ganz gerne. Zum Beispiel bin ich auch in Gott verliebt. Diese Menschen können mir sehr vieles Neues beibringen und helfen.

Nerven tun mich immer Meinungsverschiedenheiten bei Menschen. Zum Beispiel so:

– Ja.

– Nein.

– Was meinst du damit?

– Ich meine, dass wir nach Sizilien fahren.

– Ich will lieber nach Spanien.

– Wieso denn?

– Darum.

– Ach, ist mir jetzt auch gleich, wohin.

Der Streit zieht mich wirklich tief runter.

Viele von uns haben auch innerliche Kämpfe. Das ist für mich sehr verständlich. Und normal. Das hat vielleicht jeder Mensch. Diese innerlichen Kämpfe, sich selbst zu verstehen. Wer man wirklich ist. Oder was man wirklich will. Warum man so reagiert, wenn man zornig ist. Aber es ist schwierig, wie ich diese innerlichen Kämpfe wirklich bewältigen soll.

Es gibt verschiedene Kampfarten. Ich habe schon mal an einem Selbstverteidigungskurs teilgenommen. Mit meinem Partner. Ich wollte ihm aber nicht richtig weh tun. Aber wir haben uns gegenüber gestanden und die Kampfübungen gemacht. Um zu schauen, ob man den anderen besiegen kann. Vor dem Kampf habe ich gesagt: Ich liebe dich. Ich will dir nicht weh tun.

Wir haben den Kurs gemacht, um uns selbst zu schützen.

Leider gibt es auch viele echte, äußere, brutale Kämpfe. Mit Menschenleichen. Zum Beispiel bei Massenschlägereien und Ausschreitungen. Ich will dort niemals sein und totgetrampelt werden.

In der Welt gibt es sehr viele Menschen. Die vielen Menschen arbeiten fleißig in Bars, Bäckereien, Geschäften und Eislokalen. Durch die Stadt gehen massenhaft Menschen. In meinem Albtraum komme ich nicht durch oder hinein. In dieser Stadt möchte ich nicht sein. Weil ich Angst habe. Dass ich totgetrampelt werde. Oder dass die Menschenmengen sich gegenseitig blutig verletzen. Davor habe ich Angst. Darum mag ich Menschenmengen wirklich gar nicht.

Wenn ich an solche Kämpfe und Kriege denke, geht es um Leben und Tod. Aber wenn ich an meinen Tod ohne Krieg denke, habe ich keine Angst.

Ein bisschen Angst habe ich aber vor der Dunkelheit. Die Dunkelheit ist schwarz und gefährlich. In der Dunkelheit sieht man nicht viel außer zwei Katzenaugen. Die glühen und sehen gut in der Nacht. Man kann im Dunkeln nie wissen, wer sich von hinten an uns heranschleicht und angreift. Da erschrecke ich. Für mich ist die Dunkelheit bedrohlich und ängstlich. Ich bin unruhig und bleibe auf jeden Fall wachsam. Die Farben der Dunkelheit und Schatten sind schwarz. Der Schatten ist immer hinter mir. Und geht auch immer mit. Dieser Schatten zeigt mich selbst. Wie ich gehe und wie ich lang werde. Autos, Lenkräder, Kübel, Lichtschalter, Rollstühle, Müllsäcke, Autoreifen und der Tank sind schwarz. Die Dunkelheit kann mich verschlucken oder bedrohlich Angst machen. Wenn wir das Licht ausmachen, ist es finster und schwarz. Das Blöde ist, dass auch die Spinnen schwarz sind und der Keller. Nett ist aber der Kaminkehrer. Der ist auch schwarz angezogen. Viel lieber mag ich den Kaminkehrer als die Spinnen in meinem Schlafzimmer. Schlamm, Kohle und Ruß sind schwarz. Männliche Duschgels auch. Und Fahrradpumpen und Maulwürfe.

Auf der anderen Seite ist Licht etwas Wunderschönes. Man kann es aus- und anschalten. Oder mit einem bunten Tuch romantisch machen. Die echte Sonne am Himmel blendet. Aber sie gibt Wärme und Licht. Ihr Licht ist sehr hell, grell, nett, warm und hin und wieder wirklich zu blendend. Aber wenn ein Sonnenstrahl allein durch das Fenster in mein Zimmer strahlt, finde ich das wunderschön.

Ich erinnere mich nur noch ein bisschen an das Erwachsenwerden in meinem früheren Leben. Vielleicht war das ab dem elften Lebensjahr. Erwachsenwerden und Pubertät ist nicht so einfach mit den Höhen und Tiefen. Ich habe gerade ins Herkunftswörterbuch geschaut, was Pubertät ist. Alle Menschen wissen, was Frauen gemeinsam haben. Für mich war das in der Schulzeit gar nicht fein. Aber wie sich die Gefühle im Erwachsenwerden anfühlten, weiß ich nicht mehr. Ganz sicher unangenehm. Überall zieht etwas an meinem Körper, um zu einer wirklichen Frau zu werden.

Ich weiß von meinen Eltern, dass ich mich mehrmals gewehrt und widergesprochen habe. Und wirklich ohne zu wollen habe ich das allererste Mal jemandem ins Gesicht geschrien. Es war eine Situation, wo ich ganz stark zornig und aufgeregt geworden bin. Ich bin gleich in mein Zimmer gegangen und habe mich ausgeweint. Aber dieses Gespräch will ich nicht aufschreiben. Ich weiß außerdem nur durch meine Eltern, dass ich einmal einen kleinen Klaps auf meinen Hintern bekommen habe. Vielleicht war ich ziemlich unfolgsam.

Beim Erwachsenwerden muss man allerhand aushalten.

In der Zeit, wenn es uns gar nicht gut geht. Es gibt manchmal verschiedene Meinungen zwischen mir und meinen Eltern. Daran muss ich mich gewöhnen. Wenn ich nicht gerne hören mag, was ich nicht tun soll. Zum Beispiel Nutella, Schokolade und Chips essen und dabei Colaflaschen trinken. Wenn ich damit nicht aufhöre, soll ich mir selbst neue Hosen kaufen. Aber es schmeckt mir so gut. Aber vielleicht haben meine Eltern recht. Vielleicht überlege ich es mir noch.

Es ist auch fein für mich, dass ich mit meinen Problemen zu ihnen kommen darf. Um zu reden. Damit wir eine gemeinsame Lösung finden können. Zum Glück sind sie für mich da, wenn ich sie brauche.

Wenn es nicht nach meinen Wünschen geht, bin ich traurig. Und auch nachdenklich, was ich zu meinen Eltern gesagt habe, dass sie es nicht nett gefunden haben. Meine Eltern äußern auch Meinungen. Zum Beispiel was sie von mir halten und denken. Und ich muss das hin und wieder ertragen und anhören. Auch was ich nicht hören will.

Zum Beispiel ein Gespräch mit meinem Vater beim Abspülen, in der Küche, am Waschbecken:

Vater: Ich habe gedacht, du hilfst mir.
Verena: Aber nicht so gerne.
Vater: Zu zweit geht es eben schneller.
Verena (schlechte Laune): Du bist so schnell. Und ich komme nicht nach.
Vater: Entschuldigung? Es ist zu laut.
Verena: Ja, weil du so laut mit Töpfen und Besteck klapperst.
Vater: Dann muss ich mein Hörgerät leiser stellen.

18 REISEN

Sommer ist allgemein heiß. Die meiste Zeit soll man sich sauber duschen. Wenn man schwitzt. Wir Menschen tragen kurze Leibchen, Hosen, Sandalen. In den Sandalen sind unsere Füße nackt. Ich gehe gern ins Freibad. Am liebsten tauche ich unter Wasser. Man kann es sich auch im Planschbecken im Garten gemütlich machen. Anschließend kann man im Sommer sehr braun werden. Hin und wieder gibt es auch Gewitter und Regen. Im Sommer esse ich gerne Eis. Stracciatella, Nuss und Vanille. Oder Zitrone. Und ich fahre in den Urlaub. Beim Kofferpacken dürfen wir Sonnencreme und Mückenspray nicht vergessen. Der Busfahrer heißt meistens Erwin.

Veränderungen tun uns allen sehr gut. Zum Beispiel eine andere Stadt anschauen. Oder an das Meer und andere Orte fahren und das Klima dort genießen.

Auch in uns und unseren Leben gibt es Veränderungen. Ich finde diese Veränderungen im Herzen und unseren Wesen, Verhalten und Denken ganz wichtig. Zum Beispiel wenn man sich anpassen möchte an Menschen und in anderen Ländern. Es gibt verschiedene Arten von Veränderungen. Man kann die Menschen nicht ändern. Sie sind einfach so. Und man sollte es nicht machen. Was ich mit Veränderung meine ist, dass man nicht immer an denselben Orten bleiben kann. Ich möchte auch mal etwas anderes sehen. Konzerte, Kirchen,

Häuser, Länder, ein Museum. Eine dunkle Haut zu bekommen wäre auch eine Veränderung für mich. Ich habe schon oft geträumt, dass meine helle Haut in eine sehr dunkle verwandelt wird. Das ist komisch, seltsam, interessant für mich.

Bei Veränderungen allgemein kann man sich auch erholen und sich damit entspannen. Ich kann das am besten am Strand. Dort höre ich das Meer gern rauschen.

Für mich ist dazu die Sonne im halben Schatten wunderschön. Die Sonne pur ist wirklich heiß. Und man kann sehr schwitzen. Unter meinen Kleidern schwitzen mag ich gar nicht. Wenn ich auf einer Liege oder einem Strandtuch liege, dann möchte ich sehr gerne braun werden. Leider kann Sonne auch einen Sonnenbrand auf unseren Körper machen. Das finde ich nicht so toll. Das tut weh. Aber dann creme ich mich eben ein. Oder ich lege mich halb in den Schatten. Oder ich gehe ins Wasser. Der Sandstrand ist so heiß von der Sonne, dass ich wie ein Storch gehe.

Es ist wirklich sehr wunderschön, ans Meer zu fahren. Auch weil ich sehr gerne schwimme. Am liebsten tauche ich in die Unterwasserwelt, um Fische zu beobachten. Im Wasser fühle ich mich wie eine Meerjungfrau. Die untergehende Sonne am Meer ist wunderschön, wie sie glutrot leuchtet wie verliebt.

Ganz besonders mag ich Sonnenaufgänge und Sonnenuntergänge. Ich mag die Farben der Sonne. Und die Farben der Wolken dazu. Hin und wieder sind die Wolken hellgrün, rosa, türkis, hellblau. Wenn ich die Sonne wäre, dann bin ich rubinrot hinter dem Meer im Wasser.

Reisen klingt in meinen Ohren wirklich schön. Man kann vieles anschauen: Gebäude, Klöster, Schlösser, Burgen, See, Städte, Sehenswürdigkeiten, Denkmäler, verschiedene Bilder im Museum. Zum Reisen können wir Autos, Seilbahnen, Busse, Schiffe, Züge verwenden.

Manchmal träume ich, dass ich den Bus oder Zug versäume. Zum Glück passierte das noch niemals wirklich. Für mich ist Pünktlichkeit sehr wichtig. Deshalb bin ich immer viel früher beim Bahnhof. Lieber will ich auf den Zug warten. Ich möchte von meiner Seite immer rechtzeitig da sein. Ich bin sehr beruhigt, wenn es der richtige Bus oder Zug ist beim Einsteigen. Dann kann ich es mir gemütlich machen.

Zuerst bereite ich alles für meine Reise vor. Viel Geld abheben, Koffer packen, im Computer ein Zimmer im Urlaubsort suchen, Esssachen aus dem Kühlschrank zu den Verwandten heraufbringen oder einfrieren oder aufessen. Danach die Blumen versorgen oder sagen, wer sie gießen soll.

Später verabschiede ich mich von meinen Verwandten im Haus. Dann packe ich meinen Koffer ins Auto. Und dann geht es los. Auf der Reise sehe ich viele Straßen, Landschaften, Bäume, Felder, Wiesen, Blumen, Sträucher, stehende Autos, wenn ein Stau ist, und fahrende Autos, wenn der Stau sich wieder auflöst. Und auch wechselhaftes Wetter.

Wenn ich an meinem Urlaubsort angekommen bin, frage ich erst mal einen Menschen, ob er mir den richtigen Weg zum Hotel zeigt. Dann schaue ich mein Stadtplanführerbuch an. Ich bin immer froh, wenn wir das Hotel endlich gefunden haben. Und wenn ich in mein Zimmer komme, mache ich es mir gemütlich und stelle meinen Koffer ab.

Mit meinen Eltern fahre ich immer mit dem Auto in den Urlaub. Das gefällt uns allen. Weil leider hat meine Mutter Höhenangst. Deshalb möchte sie nicht mit dem Flugzeug fliegen.

Einmal waren wir in Berlin. Mir hat der Fernsehturm und der Bonbonladen und die Schule der jüdischen Kinder mit dem hohen Zaun, der sie streng beschützt, am meisten gefallen. Zwei Stunden sind wir durch Ost und West gegangen und haben sehr interessiert zugehört. Die Reiseführerin zeigte uns auch die Mauer mit den bunten Graffiti. Anschließend haben meine Füße bis zum Parkhaus geschmerzt.

Meine Eltern nehmen mich in die Museen mit. Damit ich mehr Bildung und Ahnung von verschiedenen Malern bekomme. Ich zeichne auch gerne Bilder mit bunten Holzfarben. Im Museum finde ich die bunten Bilder mit hellen Farben echt super. Zum Beispiel Naturbilder mit Brücken, Schwänen, Seerosen, Wasserfällen, Teichen, Seen, Springbrunnen. Obstteller auf einem Tisch gefallen mir am besten. Manche Bilder sind für mich wirklich romantisch. Kunst geht auch, wenn man einen ganzen Körper bemalt. Das heißt Body Painting. Ich kenne einen Mann, der das kann.

Hin und wieder gefallen mir Künstler leider auch nicht. Ich möchte die Maler eigentlich nicht verletzen. Aber ich mag nicht, wenn sie ihre Bilder schwarzweiß und Menschen nackt zeichnen und dann in der Ausstellung herzeigen. Dann lösen sie in mir meine Sehnsucht aus. Auch die Totbilder mag ich nicht, weil es mir zu dunkel und traurig vorkommt.

Was ich ganz besonders mag, sind die Gartenbilder, Seerosen unter einer Brücke, Meer, Landschaftsbilder. Das finde ich ganz toll mit verschiedenen Farbtechniken und Farbvermischungen und Schattierungen und Hintergründen. Diese Bilder leuchten auch schön in der Sonne.

Wenn meine Eltern alleine in einen längeren Urlaub fahren, dann melden wir mich im Sozialzentrum in einer

Wohngemeinschaft schriftlich an. Wo ich dann auch das selbstständige Wohnen betreut üben kann. Dort in der Wohngemeinschaft gibt es einige Zimmer und zwei betreute richtige Wohnungen. Bei den betreuten Wohnungen kann man auch kochen, waschen und selbstständiger werden. Auf den Anfragelisten sind ganz viele. Im Sozialzentrum gibt es auch verschiedene Werkstätten für Menschen mit Schwierig-keiten, Turnhallen, Büros, gläserne Vitrinen mit gebastelten Sachen, einen Speisesaal und selbstgemalte Bilder. Von den Betreuern werden die Menschen gut betreut.

Ganz früher war ich einmal mit meiner Tante am Gardasee. Das war lustig und toll. Und abenteuerlich. Wir haben viel gelacht, gegessen, getrunken, gesungen, vorgelesen, erzählt, Spaziergänge gemacht und eine Schifffahrt. Wie wir mit dem Schiff gefahren sind, ist später auf einmal ein Sturm mit Ge-witter gekommen. Wie wir zurückgekommen sind, haben wir große umfallende, abgerissene Bäume gesehen. Das war ein Schreck. Ich kann mich auch noch erinnern, wie wir am Abend an den See spazieren gegangen sind. Da legten wir Papier-schiffchen mit brennenden kleinen Kerzen auf das Wasser. Damit die Schiffchen auf das Wasser hinausschwimmen. Das war sehr romantisch.

Inzwischen fahre ich einmal im Jahr im Sommer alleine mit einer Gruppe in den Urlaub. Ich freue mich immer, wenn ich endlich die Ferienbroschüre von dem Lebenshilfe-Verein in meinem Briefkasten habe. Manchmal kann ich es nicht er-warten. Ich bin sehr neugierig. Auf die Städte oder Meerauf-enthalte. Auf die Menschen und Geschäfte. Und auf meine Reisegruppe. Die bunten Bilder sind wirklich verführerisch.

Ich habe die Qual der Wahl. Egal, wo ich dann bin. Ich werde meinen Urlaub sehr schön, wohlig, nett, spannend und lehrreich finden.

Ich war mit den Lebenshilfe-Ferien schon an verschiedenen Orten: Peschiera, London, Paris, Mölten, Griechenland. Und auch mal auf einem Bauernhof. Weil ich Tiere sehr gerne mag. Es gibt verschiedene Arten und auch Größen. Meine Lieblingstiere sind Hasen, Pferde, Hunde und Katzenwelpen, Delfine, Kaninchen, Goldfische, Marienkäfer und Schmetterlinge. Das sind meine Lieblingstiere, weil sie nett sind und wunderschön. Für mich sind die Farben der Tiere sehr anziehend. Das Gebiss von Hunden ist auch sehr schön, aber sehr scharf. Darum mag ich die Welpen lieber. Einigen Tieren kann man das Fell streicheln. Bei Schmetterlingen mag ich die bunten Flügelfarben und bei den Marienkäfern die rotschwarzen Punkte. Auch bei den Rehkitzen mag ich die weißen, runden Punkte besonders gern. Goldfische und Delfine mag ich vielleicht wegen der Farben grau und orange. Anschließend finde ich es toll, dass Goldfische und Delfine im Wasser leben. Und dort auch schnaufen können. Hunde- und Katzenwelpen sind wirklich süß und gleichzeitig klein. Außerdem ziehen mich auch ihre schönen Augenfarben an. Und man kann mit ihnen gemeinsam spielen.

Aber besonders schön finde ich Pferde. Und wie ihre Fohlen sehr lebendig sind. Ich bin schon manchmal auf einem Pferd gesessen und geritten. Das war sehr fein, warm, frei und luftig. Einmal habe ich sogar eine Staubwolke mit einem Pferd gemacht.

Auf dem Bauernhof im Urlaub habe ich auch Pferde geputzt und gestriegelt. Ich mag ihr Fell und die Mähne, wenn sie in der Sonne glänzen. Die Bäuerin war sehr freundlich. Bei den Pferden erklärte sie uns, wie genau man ein Pferd striegelt und putzt. Und dass das Pferd von innen fast wie ein Mensch aussieht und fühlt, weil es ähnlich gebaut ist.

Auch die anderen Ferienfahrten waren sehr schön, nett und interessant. Und die Betreuer sympathisch und nur hin und wieder stressig. Damit sich niemand beleidigt fühlt, mag ich sie alle gleich gern. Mir kommt es vor, dass ich ihre Gefühle verstehe. Ich sehe es an ihren Augen und daran wie sie schnaufen.

Einmal hatten wir auf einer Schifffahrt im Restaurant einen Lichtausfall. Das war vielleicht in Griechenland. Zum Trinken hatte ich gern Aranciata bestellt. Wie der Lichtausfall war, fand ich mein Lammfleisch nicht mehr, das ich essen wollte. Dann kamen die Kellner mit vielen Torten und einer Kerze. Sie sangen «La Bamba» mit einer Gitarre und einem Tamburin.

Dieses Jahr haben mein Freund und ich beschlossen, zusammen eine Ferienfahrt mit dem Lebenshilfe-Verein zu machen. Wir werden uns ganz sicher anständig benehmen und nicht immer zu zweit von der Gruppe aussondern. Mir liegt am Herzen, dass mein Freund einen Betreuer bekommt, der etwas von epileptischen Anfällen weiß. Mein Freund hat Vertrauen zu mir. Er ist langsam beim Essen, aber er ist sehr lustig, vielseitig, naturfreudig, unternehmungslustig, kontaktfreudig und redet gern. Und er hat ein gutes Herz. Weil wir uns sehr selten sehen, will ich ihn mit auf diese Reise nehmen. Ich wünsche mir eine Betreuerin, die einfühlsam, nett, unternehmungslustig, sportlich, streng, musikliebend und lustig ist. So stelle ich mir das vor. Ich will in seiner Nähe sein, wenn er einen Anfall hat. Ich kann ihm auch helfen. Weil ich die Handgriffe von seinen Eltern erlernt habe. Er hat ein wenig Angst vor Wasser, in dem er ertrinken könnte. Aber ich kann sehr gut schwimmen. Am Abend werde ich ihm einen Kuss geben für die gute Nacht.

Einmal habe ich einen Spaziergang im Urwald erfunden. Wer mutig und furchtlos ist, kann mitkommen. Zuerst begegnen wir einer gefährlichen Schlange, die am Wegrand ein Nickerchen macht. In der Nähe rauscht ein Fluss. Auf den Bäumen hören wir Papageienflügel schlagen und laute Schnäbel reden. Dort im Urwald gibt es einen Wasserfall mit einem See. Der für uns Menschen sehr gefährlich ist. Weil viele Krokodile im Wasser leben. Wenn wir jetzt weitergehen, hören wir über den Bäumen das laute Lachen von den Affen. Sie hangeln sich von Ast zu Ast. Hin und wieder essen sie mehrere Bananen in sich hinein. Einer von den Affen schleudert uns eine Banane vor die Füße. Die können wir jetzt essen und genießen. Anschließend begegnen wir einem gefährlichen Tiger, der mit einem Mann einen Wettlauf ins Dorf macht. Dann geht der Tiger wieder in den Urwald.

In Wirklichkeit war ich noch nie im Urwald.

Aber ich bin schon manchmal mit dem Flugzeug verreist.

Der Flugzeugplatz ist groß und breit. Viele Flugzeugarten starten und landen dort. Bei diesem Ort sieht man Rolltreppen, Flugzeugpläne, Schalter, Koffer und Körperkontrollen, viele Menschen und Geschäfte. Das Einsteigen im Flugzeug ist etwas wackelig für mich. Im Flugzeug gibt es viele Sitze. Unsere Plätze zu finden ist nicht leicht, weil viele Menschen rundherum sind.

Das Abfliegen ist schön spannend. Beim Start merke ich dann meinen Bauch und Kopf vibrieren. Danach bekommen wir Brötchen und Saft. Oben beobachte ich die Wolken.

19 WASSER

Auf der ganzen Welt gibt es sehr viele Sportarten. Sport ist wichtig. Sport ist auch gesund, wenn man es tut. Wandern und Bergsteigen sind nicht so meine Stärken. Die Ausnahme ist das Spazieren bergab. Früher bin ich oft Skifahren, Eislaufen, Eisstockschießen und Rodeln gegangen. Nur wenn man älter wird, ist Hinfallen gar nicht fein.

Ich liebe besonders auch das Wasser zum Schwimmen. Ich gehe oft ins Schwimmbad. Zuerst ziehe ich meine Schwimmsachen an. Anschließend dusche ich mich und gehe zum Beckenrand. Dort setze ich mich hin und plansche mit den Beinen im Wasser. Und setze mir in dieser Zeit meine Taucherbrille auf. Dann tauche ich ins Wasser ein. Im Wasser fühle ich mich toll. Ich schwimme meine Längen. Zuerst Brust, dann Kraul. Eine Profischwimmerin muss viele Schwimmstile schwimmen können. Ich würde gerne jeden Tag im Schwimmbad im Wasser trainieren. Und ich würde auch gerne an Schwimmwettbewerben teilnehmen. Wenn ich eine Profischwimmerin wäre, wäre mein Badeanzug immer nass.

Mir macht das Schwimmen sehr viel Spaß. Am liebsten tauche ich. Manchmal kommt es mir vor, dass ich ein Fisch im Wasser oder eine kleine Meerjungfrau bin. Ich finde es super, wie die Meerjungfrau in der Unterwasserwelt gleitet. Das schaut wunderschön aus. Ich würde gerne in der Unterwasserwelt atmen können. Ich wäre gern auch eine Unterwasser-

Superheldin. Unter Wasser finde ich es toll. Ich würde auch gerne mal den Delfin-Stil eine Schwimmbahnlänge durchhalten. Da muss man aber richtig gut atmen können.

Ich mag auch das Meer. Das Meer hat Wellen. Ich mag das Rauschen. Man kann auch Wellen reiten mit einem Surfbrett. Außerdem kann man auf dem Meer Schiff und Ruderboot fahren. Einmal habe ich im Meer mit viel Spaß eine Wasserschlacht gemacht.

Daheim in den Bergen habe ich Wasser-Musik auf CD und eine Meeresmuschel. Dort höre ich das Rauschen der Wellen in den Ohren. Dann träume ich mich in den Urlaub ans Meer. Am liebsten in die Unterwasserwelt. Als Fisch, Delfin, Robbe oder Meerjungfrau. Aber das Salzmeerwasser schmeckt mir echt nicht. Nur die türkisblaue Farbe vom Meer ist sehr schön. Ganz besonders mag ich den Sonnenaufgang und den Untergang hinter dem Wasser und die glitzernden Perlen drauf.

Man kann im Meer auch richtig schwimmen. Allerdings ist das Meer viel, viel, viel breiter. Und darin sind Algen, Fische, Quallen, Frösche, Haie, Wasserschlangen, Nilpferde. Das Meer kann wirklich gefährlich, ertrinkend, bedrohlich, angenehm, lauwarm, blutig und etwas kalt sein. Hin und wieder verfängt man sich in den Algen. Das ist gar nicht fein.

Manchmal sind im Wasser auch Inseln. Eine Insel ist etwas Schönes. Dort gibt es einen Sandstrand und Meer, Oasen, Palmen. Und rundherum nur Wasser. Man kann nicht an Land kommen. Und das weiß ich schon von Anfang an, dass es auf der Insel verschiedene Tierarten gibt. Zum Beispiel Affen, Papageien und gefährliche Krokodile, die gerne Menschen fressen. Deshalb getraue ich mich nicht ins Wasser. Aber man kann Fische angeln. Und später über dem Lagerfeuer rundherum drehen. Anschließend kann man die toten Fische essen. Sicher leben in diesem vielen Wasser ganz viele verschiedene Fischarten.

Ich würde mich auf dieser Insel verlassen und einsam fühlen.

Das Wasser bei uns zu Hause ist auch sehr vielseitig. Wasser fühlt sich nass und sauber an, kalt und warm, rutschig, prickelnd oder entspannt. Wasser ist weißlich, bläulich, klar. Es gibt grünliches Wasser voll von Algen. Bodenwischwasser ist schmutzig-bräunlich. Es gibt Wellen, Wasserrauschen in der Klospülung und im Meer. Morgens und abends mache ich den Wasserhahn an und putze Zähne, Gesicht und Hände sauber. Manchmal auch meine Schwimmsachen oder meine Sehbrille.

Der Mensch braucht Duschen, Sauberkeit, Gesundheit, sauberes Wasser. Was ich auf dem Tisch sehr gerne sehe, ist ein Obstteller. Klares Wasser ist für mich nicht gerade das Lieblingsgetränk. Obwohl ich weiß, dass es gesünder ist als Säfte. Ich gehe sehr gern unter die Dusche und mache mich schön. Und ich hole mir frischgewaschene saubere Kleidung aus meinem Schrank. Natürlich esse ich auch manchmal Gemüse und frischgewaschenen Salat. Aber ich trinke wirklich wenig Wasser.

Farben und Arten von Wasser sind sehr vielseitig. Man braucht es im Haus für Fußböden, im Garten, für Blumen, in Waschmaschinen, Spülmaschinen und im Waschbecken, zum Fensterputzen. Man braucht es viel und immer. Zum Baden, Kochen, Trinken, Zähneputzen, Waschen, Schwimmen und Spülen. Wasser endet in der Wasserrechnung.

20 GLÜCK

Jeder Mensch hat Sinne. Das ist sehr gut. Wenn man mal eine Blume riecht. Oder in Wurstbrote beißt. Oder unter der Dusche das Wasser auf der Haut fühlt. Ich schaue auch sehr gerne in die Augen von meinem Partner. Und ich spüre ihn in meinen Augen. Es gibt sehr viele Sinne. Und das ist auch ein Glück.

Jeder Mensch hat auch Lachen im Mund. Oder ein Lächeln auf den Lippen. Lachen ist sehr schön ansteckend und hin und wieder total laut. Das Lachen kann befreiend sein. Lachen ist gesund. Aber man kann vom Lachen auch in die Hose machen. Oder einen Anfall oder Bauchweh bekommen. Meistens muss ich vom Lachen ins Bad gehen. Aber Kichern geht. Oft ist ein Lächeln sehr wunderschön. Auch wenn es ein schiefes Lächeln ist. Allen Menschen steht Lächeln und Lachen natürlich gut. Allerdings kann es auch sein, dass das Lachen von Menschen falsch, grässlich, oberflächig und künstlich ist. Und manchmal wird man leider auch von anderen Menschen ausgelacht. Das mag ich nicht. Aber wenn mein Freund lächelt, dann lächle ich ihn auch an. Wenn er mich anlächelt, ist sein Mund sehr einladend, um ihn zu küssen.

Lachen muss man auch, wenn man von anderen Menschen gekitzelt wird. Bis der Bauch weh tut. Einmal bin ich von meinem Freund bis zum Boden gekitzelt geworden und dort dann weiter. Aber weiter schreibe ich nicht.

Ich habe schon sehr viel Humor. Ich lache sehr gern. Wenn ich gut drauf bin. Dann tanze und singe ich bei jeder Musik mit. Bei den Witzen muss ich sagen, dass ich nicht alle verstehe. Dann weiß ich nicht, wieso ich lachen soll. Wenn mir jemand die Witze besser erklärt und was lustig ist, dann höre ich zu. Wenn ich dann verstehe, dass es wirklich lustig ist, dann lache ich auch. Aber was ich alles genau und warum witzig finde, ist wirklich schwierig zu sagen.

Zurück zum Glück. Glück ist ein tolles Wort. Glück klingt wirklich wunderschön in meinen Ohren. Es gibt sehr viele bunte verschiedene Glücksbringer, die Glück bringen. Glück ist, wenn man unverletzt bleibt. Sonne macht mich glücklich. Und die Beziehung zu meinem Freund. Er ist auch mein großer Glücksbringer. Manchmal hat man Glück gehabt, wenn nichts passiert ist. Es gibt viele Glücksarten, die man erleben und machen kann. Glück kann man weitergeben. Glücksgefühle kann man auch herausschreien. Ich würde sehr glücklich sein, wenn mein Freund mich glücklich macht. Wenn er mich mal wieder hochhebt in die Luft. Das ist Glück. Die Sonne macht auch glücklich. Und glücklich macht Freude.

Es gibt wirklich viele Arten von Glück.

Trinken, Essen, Sauberkeit, frische Kleidung, innerliche Schönheit, Liebe, Gerechtigkeit und Hilfsbereitschaft mit Menschen sind wichtig. Und dass all die Politiker ihre Vorhaben wirklich einhalten. Und bitte ohne Krieg, wenn man schon Waffenruhe gesagt hat. Wichtig im Leben sind Zusammenhalt und Frieden. Und für mich sind auch Sport und Entspannung wichtig.

Bei der Hilfsbereitschaft kann jeder Mensch mittun. Das

ist immer willkommen. Herz und Blut hat jeder. Das braucht man fürs Leben. Wenn wir das nicht haben, sterben wir. Ich finde das Leben besser. Ein Herz kann auch vieles sagen und zeigen und tun. Das Schönste im Herz ist für mich das Vertrauen und die Liebe mit Treue. Das Blut in uns hört nicht auf zu laufen. Es gibt verschiedene Blutgruppen und Blutgefäße und helle und dunkle Farben von Blut. Für mich ist das Herz wichtig. Viel wichtiger als Blut und Geld.

Schreiben ist auch Glück. Wenn man es kann. Sonst kann man auch aus dem Herzen schreiben. Wie man sich wirklich fühlt. Ich schreibe viele Briefe und Berichte. In der Schule habe ich gerne Aufsätze geschrieben. Leere Blätter sind überhaupt sehr einladend für mich. Ich könnte viele Bücher schreiben. Es gibt sehr verschiedene, viele Schreibarten. Es gibt Groß und Klein und Druckbuchstaben. In Zeitungen, Computern, Büchern. Und in der Schreibmaschine. Manchmal kann ich gar nicht aufhören mit dem Schreiben.

Früher bin ich mit meiner Tante gern Skifahren gegangen. Zu unserem Hausberg Rosskopf. Das hat mir Spaß gemacht. Mit sehr viel Schnee und schönem Wetter. Im Sessellift habe ich das Gefühl, mit Rückenwind zu fliegen. Es ist nicht leicht, das Gleichgewicht zu halten. Wenn man von dort oben aus hinunterschaut, wird man etwas durcheinander. Ich fühle mich wohler, wenn meine Skier wieder den Schnee berühren. Und beim Hinunterfahren fühle ich mich frei, luftig wie ein Wiesel und ein Vogel. Nur zuerst sind meine Füße kalt, zu eng, anstrengend und nicht fein. Bei der Abfahrt kribbelt es in meinem Bauch wie Schmetterlinge und Ameisen. Auch beim Rodeln geht es immer ganz schön schnell hinunter. Dann muss ich aufpassen, dass ich nicht vom Schlitten falle. Wenn die Rodelbahn sehr holprig ist, hüpft mein Bauch herum. Viel früher hatte ich auch Ski-Training. Das war sehr schön und lustig. Ich habe immer bewundert, wie der Trainer Ski fährt. Das wollte ich auch können. Es war eine schöne Zeit mit ihm. Es tut mir wirklich leid, dass ich beim letzten Training krank war und die Lungenentzündung hatte. Zu deiner Beruhigung werde ich privat weiter Ski fahren. Und ich werde dich und deine Anweisungen nicht vergessen. Du hast mir sehr geholfen, überhaupt bei den Meisterschaften, wo du mich auf die besten Plätze gebracht hast. Eigentlich verdienst du auch eine Goldmedaille.

Ein kleines Glück sind auch die Faschingskrapfen im Februar. Bei uns werden die Krapfen mit gelber Creme oder Marmeladen gefüllt. Ich mag lieber Cremekrapfen. Das Rezept kenne ich aber leider nicht. Da muss man einen Profi fragen. Zur Faschingszeit geht es bei uns richtig lustig zu. Als ich ein Kind war, habe ich immer bei einem Eislaufwettbewerb mitgemacht. Da waren alle verkleidet. Und zweimal machte ich mit meinem Kostüm den ersten Platz. Als Preis bekam ich einen großen Korb mit Süßigkeiten. Leider war ich davon nicht so begeistert. Ich war mal Pinguin, Momo, Froschkönig, Rotkäppchen, Komponist Mozart, Papagena und Japanerin. Noch früher ist meine Mutter einmal als Mann zu meiner Oma hinaufgegangen. Und einmal haben wir gefüllte Krapfen auf dem Teppich gegessen und uns ausgedacht, wir fliegen.

Zum Glück gibt es auch das Licht. Licht ist schön und hell. Und wirklich gemütlich, wenn man ein Buch dabei liest. Ganz besonders mag ich das Nachttischlämpchen. Auch Sonne gibt Licht und besondere Wärme. Licht kann auch grell sein. Zum Beispiel die Autolichter, die unsere Augen blenden. Und das Funkeln und Blitzen bei den Gewittern. Und wenn wir schwindelig werden, dann sehen wir kleine Sterne und Blitze und Sternschnuppen vor den Augen. In der Nacht leuchten der Mond und die Sterne oben als Licht. Auch Augen können wie Lichter glitzern. Und frisch gewaschene Haare glänzen seidig in den Sonnenstrahlen.

Mein Lieblingsplatz ist schon immer mein Kinderzimmer. Dort bin ich wirklich gern. Ich habe viele Kassetten, CDs, Bücher, DVDs und ein Keyboard. Und Stuhl, Tisch, Bett, Nachtkästchen und Kleiderschrank. Und einen CD-Player und einen Kassettenrekorder. Mein Zimmer ist schön und hell. Am liebsten tanze und singe ich mit meiner Musik mit. Das ist auch ein Glück.

Hin und wieder habe ich mal gern einen Abend für mich allein. Ich freue mich, wenn meine Eltern zu Einladungen gehen. Dann suche ich mir in meinem Zimmer zuerst eine DVD aus. Danach hole ich eine Colaflasche und als Nachspeise Schokolade und mein Handy. Das stelle ich alles ins Wohnzimmer vor den Fernseher. Anschließend gehe ich in die Küche und mache Wurstbrote. Ich nehme zwei Semmeln aus der Speisekammer. Ich nehme keine Butter aus dem Eisschrank. Sondern nur Lyoner, Salami und normalen Schinken Und dann schaue ich «Sailor Moon».

Ich finde es aber auch sehr wichtig und glücklich, Freunde zu haben. Mit ihnen kann man Unternehmungen machen und etwas dazulernen. Das finde ich wirklich super. Wenn ich eine Verabredung ganz persönlich und mir gegenüber habe, dann freue ich mich sehr.

Ich träume immer davon, noch mehr Freunde in der Nähe und Brieffreunde zu haben. Das wäre wunderschön. Wenn es geht, sollen sie die gleichen Hobbys haben. Ich freue mich auch immer auf neue private Briefe. Bitte keine Rechnungen. Und ich schreibe immer zurück. Freunde sind für das ganze Leben wichtig. Sie können zum Beispiel weiterhelfen. Oder bei mir sein, wenn ich mal alleine bin. Oder wenn es mir seelisch nicht gut geht. Dann kommen sie und hören zu. – Ich habe ein seelisches Problem. Darf ich mit dir reden? – Ja, aber gern. Welches Problem hast du? Dann fange ich an zu sprechen. Und ich höre auch zu.

Wenn ich Freundschaften pflegen möchte, dann schreibe ich Briefe. Auch mit Handy-SMS. Natürlich freue ich mich, wenn ich Post zurück bekomme. Dann geht es hin und her und hinauf und herunter.

Ich habe viele Freunde in meinem Alter, die in der betreuten Wohngemeinschaft oder bei ihren Eltern wohnen. Sie sind lustig, laut, gemütlich, neugierig, sympathisch, manchmal nicht nett, liebevoll, interessiert, manchmal zu kuschelig. Aber mich interessieren auch die Erwachsenen. Mein Partner gehört zu den Erwachsenen.

Es ist sowieso wunderschön, Freunden Freude zu machen. Ich mag immer Freude für die Menschen machen. Freude, Spaß und Freundlichkeit zu haben ist sehr wichtig. Für uns auf jeden Fall. Für uns Menschen und Freunde. Es ist schön, andere Menschen zu finden, die Freunde und Freundlichkeit wichtig nehmen. Man hat sehr viel Spaß an Freundschaftskreisen. Und am Dazugehören.

Das Füreinander ist ein wunderschönes Kapitel. Wenn man Probleme hat, kann man mit jemandem darüber reden oder schreiben. Hin und wieder habe ich meinem Freund gesagt, wenn etwas ist, soll er einfach anrufen oder eine SMS schreiben. Und dass ich für ihn da bin, wenn er Probleme bekommt.

Man kann auch mit anderen Menschen befreundet sein. Und für sie da sein. Füreinander da sein ist wirklich etwas Schönes. Wenn meine Freunde in Gefahr wären, würde ich für sie mein Leben riskieren. Auch für Männerfreundschaften. Es klingt komisch, dass ich mich mit den Herzen und Gefühlen von Männern so sehr beschäftige. Aber für die Männer bin ich nur allgemein da. Das andere kommt nicht in Frage. Ich bin für meinen Freund die Nummer 1. Es wäre nett, wenn alle Männer für ihre Frauen und Freundinnen allgemein immer da sind. Sie sollen uns entgegenkommen und wirklich nett und einfühlsam sein. Und lieb, kuschelig, sympathisch, lustig. Ich würde mich sehr darüber freuen, wenn mein Freund mich mehr in seine Arme nehmen würde und mich wirklich, wirklich echt lieben könnte. Und mich ganz alleine haben möchte als Freundin. Das wäre superglücklich.

Ich stelle mir hin und wieder die perfekte Welt vor. Mit vielen Freunden, Lachen, Glück. Es wäre schön, wenn überall und immer Frieden ist.

Vielleicht wäre eine perfekte Welt aber auch langweilig. Eintönig. Ich weiß nicht, ob die perfekte Welt damit einverstanden wäre, eintönig zu sein. Ein bisschen muss es auch Aufregendes in der perfekten Welt geben.

Aber am besten ohne Krieg.

21 NORMAL

Anders sein. Was soll das eigentlich bedeuten? Wissen andere das genauer?

Ab und zu spüre ich Kinder- und Jugendaugen oder auch andere auf meinem Gesicht. Wenn sie bemerken, dass ich Down-Syndrom habe. Dann schaue ich weg.

Was wollt ihr eigentlich? Wir sind keine kleinen Kinder, wenn wir groß sind. Wir wollen uns nicht anstarren lassen. Ihr braucht uns nicht von ganz nah ganz genau anschauen oder hinter unseren Rücken komisch über uns reden. Das stört mich am meisten. Wir haben auch Talente und Begabungen. Wir wollen selbst bestimmen, was wir tun. Wir sehen manchmal anders aus. Aber es gibt viele Arten von Behinderung. Mir tut es weh, wenn wir von normalen Menschen keine Chance bekommen. Ihr könntet auch etwas von uns lernen. Wir sind auch auf die Welt gekommen. Wir wollen angenommen, ernstgenommen und aufgenommen werden. Und überhaupt möchte ich sagen, dass wir Gefühle haben.

Wir sind behindert. Wir haben Ängste, Eifersucht, Liebe, Wärme, Geborgenheit, Schuldgefühle, persönliche Grenzen und vieles mehr in uns drin. Wir sind auch verschieden groß. Viele haben auch erwachsene Gedanken.

Wie man mit einer Frau mit Down-Syndrom umgehen soll, ist gerecht und nett. Wie mit anderen Menschen auch. Wie ich mit dem Down-Syndrom umgehe, ist ganz einfach.

Ich bin einfach so, und die anderen Menschen sollen ganz normal mit mir umgehen. Es ist nicht schwer, eine Frau mit Down-Syndrom zu sein. Ich bin es. Ich fühle mich nicht behindert. Wieso denn? Was soll ich denn fühlen? Das ist wirklich schwer zu beschreiben.

Ich brauche keine Hilfe beim Essen, Arzt, Waschen, Zähneputzen, Computer, Anziehen, Aufstehen, Bettmachen, Telefonieren, CDs einlegen, Einkaufen. Das kann ich alles alleine. Ich brauche auch keinen Fahrdienst. Ich gehe viel lieber zu Fuß. Ich brauche keinen Rollstuhl oder Rollator. Ich kann normal alleine gehen. Ich brauche nur manchmal Hilfe bei den Geldgeschäften und beim Rechnen mit meinem Taschengeld.

Mein Leben mit Down-Syndrom ist manchmal nicht einfach. Aber manchmal ist es auch schön, unvergesslich, stressig, lustig und spannend. Mein Leben ist sehr vielseitig. Es ist immer etwas los. Ich bin eine Frau mit Schwierigkeiten. Ich leide nicht am Down-Syndrom. Mir geht es verschieden gut. Mit vielen unangenehmen, gemischten, netten und sehr nachdenklichen Gefühlen. Mein Leben geht weiter.

Meine Lernschwierigkeit ist keine Krankheit. Down-Syndrom hat nichts mit Krankheit zu tun. Das ist nicht heilbar. Man muss das auch nicht heilen. Man hat das halt. Ich sehe das ganz normal. Meine Hände sind ganz normal wie jeder andere Mensch. Manchmal sind sie feucht, nass, weich, zittrig, geschwitzt. Das ist normal für Menschen, die Hände haben. Ich schlafe auch sehr normal gut und ganz tief und manchmal schlecht und unruhig. Wenn ich laut schnarche, kann ich das nicht abstellen. Wenn ich gut gelaunt und glücklich bin, dann lächle ich.

Ich bin stolz auf meinen Namen Verena Elisabeth Turin.

Ganz besonders auf den Namen Elisabeth. Und ich bin stolz auf meinen Partner, wenn er etwas Tolles gemacht hat. Einmal war er in der Zeitung. Da war ich sehr stolz auf ihn. Es ist fein, dass eine nette Frau und ein lustiger Mann Taufpatin und Firmpate für mich gemacht haben. Deshalb bin ich sehr stolz auf die beiden. Natürlich bin ich auch auf meine Mutter und meinen Vater stolz. Von meinen Eltern aus bin ich groß geworden. Und von ihnen habe ich vieles dazugelernt. Wenn ihnen die Erziehung bei mir gut gelingt, dann freut es mich. Anschließend bedanke ich mich bei ihnen. Ich finde es auch wirklich nett, dass mein Vater meine Bankgeschäfte macht. Aus diesem Grund bin ich sehr stolz auf ihn. Und auch auf all die netten Menschen, die mich mögen und kennen.

Ich mag es, wenn mich jemand auf der Straße begrüßt. Die Höflichkeit ist wichtig. Ich freue mich, wenn andere Menschen freundlich sind. Manchmal ist es so, dass ich Menschen nicht erkenne, wenn sie mich grüßen. Sie sollen es mir dann sagen. Wenn ich die Menschen aber wirklich nicht kenne, dann grüße ich vielleicht nicht. Tut mir leid.

Normal ist einfach, wie wir selbst sind.

Wir alleine bestimmen das. Nicht die anderen Menschen.

Ich bin normal und so bleibe ich auch. Was ist nicht normal dabei?

Die Behinderung ist nicht so wichtig. Der Mensch ja.

Allgemein sind alle Menschen anders. Alle denken, fühlen, empfinden anders. Ziehen sich anders an und haben andere Meinungen. Und Gedanken, Gefühle, Wahrnehmungen. Alle Menschen sind unterschiedlich groß. Es gibt auch sehr unterschiedlich bunte Bücher und Zeitungen zum Lesen. So viele unterschiedliche Sachen gibt es. Essen, Trinken, Spielzeug,

Sportarten, Länder usw. Die Menschen sind auch körperlich unterschiedlich. Zum Beispiel dünn oder dick. Auch Zwillinge sind unterschiedlich. Wir sind alle einfach verschieden oder anders. Das ist normal.

Ich bin nicht wie du. Ich bin wie du.

Abschließend bedanke ich mich für Hilfsbereitschaft und Verständnis. Ich kann das Down-Syndrom nicht ändern und ich leide nicht darunter. Ich bin für mich normal.

Ich habe nie gedacht, dass ich mein Leben und meine Gefühle und Gedanken aufschreiben werde. In einem richtigen Buch. Ich bedanke mich, dass du dich nicht für das Down-Syndrom interessierst, sondern für mein Leben.

Nachwort

In diesem Buch geht es für andere Menschen um mich und
meine Gefühle. Damit die Menschen mit anderen Augen sehen. Ich bin eine Frau mit einer Lernschwierigkeit, die nicht
darunter leidet. Lernen ist für mich schwierig. Sehr schwierig
finde ich auch, die Gefühle der anderen Menschen zu verstehen und damit umzugehen.

Das Buch habe ich mit einer Frau geschrieben. Die ist auch
Autorin und arbeitet auch als Assistentin für den «Ohrenkuss».
«Ohrenkuss» ist ein Magazin von Menschen mit Down-Syn-
drom. Ich habe freudig zugesagt. Bald ist die Frau zu mir nach
Südtirol mit einem Flugzeug geflogen und mit dem Zug nach
Sterzing gefahren. Wir haben sie mit dem Auto am Bahnhof
abgeholt und begrüßt. Anschließend haben wir sie zu ihrer
Pension gebracht, damit sie sich ausruhen kann. Später am
selben Abend sind wir Pizza essen gegangen. Dort hat sie mir
gesagt und aufgeschrieben, wo und wie lange wir arbeiten.
Jeden Tag war ich um zehn Uhr vormittags bei ihr in der Pension in einem großen Raum mit schönen Tischen. Sie hat ihren
Laptop eingeschaltet. Ich hatte meine Schreibsachen, Stifte
und Heft dabei. Kaum hatte ich mich hingesetzt, hat sie mir
schriftlich ganz viele und in Einzelheiten Fragen gegeben. Und
auch mündlich. Alle Texte, die ich mit der Hand schreibe, tippt
sie in ihren Laptop. Und bearbeitet sie ein bisschen und macht
Kapitel und noch mehr Ideen für Themen. In der Zeit, wo wir

beide beschäftigt waren, war es meistens still. Weil wir uns beide konzentrieren mussten. Hin und wieder naschten wir Schokolade, Obst oder Smarties. In der Mittagszeit war sie bei uns zu Hause zum Essen eingeladen. Dort hat sie auch meinen Eltern von ihrer Arbeit und von unserem Buch erzählt. Später haben wir weiter gearbeitet. Bis zum Abend. Vom vielen Schreiben sind meine Finger manchmal eingeschlafen. Einmal haben wir uns in der Bibliothek verabredet zum Arbeiten. Dort hatten wir ein nettes Plätzchen, wo sie die Berge sehen konnte. In der Bibliothek hat sie mir auch sehr viele Themen zum Schreiben gegeben. Inzwischen hat sie sich in der Bibliothek umgesehen. Bis es wieder Abend geworden ist. Einmal sind wir auch in eine Bar gegangen und haben etwas getrunken. Einmal haben wir samstags im Café gearbeitet. Vor lauter Nachdenken und Konzentrieren habe ich selten Kopfweh bekommen.

Jetzt beschreibe ich ein Gespräch zwischen mir und der Frau:

Frau Daniela: Was ist Marende?

Verena: Das ist eine Jause. Ein Pausenbrot.

Frau Daniela: Ach so, das sagt man im Tirol so.

Verena: Ja.

Frau Daniela: Hm. Bei uns kennt man das Wort vielleicht nicht. Meinst du, ich kann «Pausenbrot» draus machen?

Verena: Okay.

Frau Daniela: Oder wir nehmen doch Marende und schreiben Pausenbrot noch dazu.

Verena: Das geht auch.

Frau Daniela: Ich habe noch ein Thema für dich.

Verena: Welches denn?

Es waren immer sehr viele Themen und Fragen.

Meistens war ich in der Pension, um Texte zu schreiben. Einmal haben wir eine Pause gemacht. In der Zeit telefonierten wir im Internet mit Video mit einer Frau vom Verlag.

Frau vom Verlag: Kommt ihr gut voran mit dem Buch?
Verena: Ich glaube schon.
Frau vom Verlag: Siehst du das Bild zu deinem Buch hier an der Wand hinter mir hängen?
Verena: Ja, da oben. Im August.
Frau vom Verlag: Ja, dann soll dein Buch erscheinen. Und du schreibst also fleißig. Wie macht ihr das denn? Magst du mir mal dein Heft zeigen?
Verena: Klar, bitte schön.

Danach machten wir mit unseren Texten weiter. Und ich habe immer wieder neue Themen und Fragen von meiner Assistentin bekommen. Bis zum Abend haben wir geschrieben. Einmal haben wir früher Schluss gemacht, weil ich Turnen hatte. Da hat Frau Daniela dann auch mitgemacht. Am Freitag, Samstag, Montag, Dienstag, Mittwoch arbeiteten wir am Buch. Nur am Sonntag haben wir einen Rodeltag gemacht. Sie war fasziniert von den Bergen und der Winterlandschaft. Und sie hat sehr viele Fotos gemacht. Sie hat gejuchzt, wie wir gerodelt sind. Die nächsten Tage waren wir wieder mit dem Buch beschäftigt. Aber dann musste ich sie leider zum Bahnhof bringen und verabschieden. Zweimal war Frau Daniela bei mir im Südtirol. Im Mai und im Februar. Und einmal war ich mit meinen Eltern in Hamburg im Herbst. Allgemein habe ich zu ihren Fragen und Themen zu Hause alles alleine in mein Heft geschrieben. Und dann hat mein Vater die Texte gescannt und mit E-Mail an die Frau geantwortet.

Verena Elisabeth Turin